जिम सुरक्षा और व्यायाम गाइड

Gym Safety and Exercise Guide

एक वैज्ञानिक और व्यावहारिक दृष्टिकोण

जयचंद

व्यायाम की सही तकनीक, चोट से बचाव और स्वस्थ जीवनशैली की दिशा में एक मार्गदर्शक पुस्तक

Made with ♥ on the Notion Press Platform

www.notionpress.com

विषय सूची

प्रस्तावना

आज का युग तेज़ रफ्तार का है – जहाँ जीवन आगे भाग रहा है, और शरीर धीरे-धीरे थक रहा है। चेहरे की मुस्कान अब मन से नहीं, कैमरे के लिए बनाई जाती है।

भोजन स्वाद से भरपूर है, पर पोषणविहीन। शरीर – वह मशीनों, बैठकों और दबावों के नीचे दबता चला जा रहा है।

ऐसे समय में जिम एक व्यायामशाला मात्र नहीं, बल्कि एक भ्रम और आवश्यकता का केंद्र बन गया है। जहाँ लोग स्वास्थ्य की खोज में जाते हैं, लेकिन अक्सर जल्दबाज़ी, तकनीकी भूलों और गलत धारणाओं के कारण शरीर को लाभ के बजाय हानि पहुँचा बैठते हैं।

क्या आपने कभी...

- मशीन को छूते ही झटका महसूस किया है?
- "पेट कम करने" की ज़िद में कभी अपनी रीढ़ को अनदेखा किया है?
- सामान्य दर्द को असहनीय पीड़ा या नसों की झनझनाहट में बदलते देखा है?

यदि हाँ – तो यह पुस्तक एक चेतावनी भी है और समाधान भी।

यह पुस्तक क्या है?

"जिम सुरक्षा और व्यायाम गाइड" एक सामान्य व्यायाम पुस्तिका नहीं है। यह मेरी विज्ञान-आधारित सोच और वर्षों की शोधपूर्ण अभ्यास यात्रा का सार है।

मैंने हमेशा यह माना है कि कोई भी व्यायाम, कोई भी योग तकनीक, कोई भी स्वास्थ्य उपाय तभी सही है जब उसका वैज्ञानिक आधार स्पष्ट हो।

मेरा कार्य-मूलमंत्र रहा है: "बिना वैज्ञानिक समझ के, मैं न कुछ करता हूँ, न सिखाता हूँ।"

अनुभव और स्वीकृति

इसी सोच के कारण मुझे कई चिकित्सा विशेषज्ञों (Doctors) के साथ कार्य करने का अवसर मिला, जिन्होंने मेरी कार्यप्रणाली को न केवल स्वीकार किया, बल्कि उसे व्यावहारिक और वैज्ञानिक दृष्टिकोण से अत्यंत प्रशंसनीय भी माना।

मेरे लिए योग और व्यायाम...

योग और व्यायाम मेरे लिए केवल एक पेशा नहीं रहे – यह मेरी आत्मा से जुड़ी अभिव्यक्ति, एक जुनून रहा है। जब मैं अभ्यास करता हूँ या किसी को सिखाता हूँ, तो मुझे केवल आनंद नहीं, एक मानसिक संतुलन और गहरी संतुष्टि मिलती है।

यही संतुलन, यही संतोष मैं इस पुस्तक के माध्यम से आप तक पहुँचाना चाहता हूँ।

इस पुस्तक में मिलेगा आपको:

☑ शरीर की संरचना और सीमाओं की वैज्ञानिक समझ

☑ उम्र, अनुभव और उद्देश्य के अनुसार व्यायाम चयन

☑ मानसिक तैयारी, अनुशासन और सुरक्षा के मूल तत्व

☑ संतुलित आहार, नींद और पुनःस्थापन के सिद्धांत

☑ और सबसे महत्वपूर्ण – शारीरिक फिटनेस के पीछे छुपा मानसिक स्वास्थ्य और विवेक

यह पुस्तक एक गाइड है...

उन सभी के लिए जो जिम को केवल शरीर दिखाने की जगह नहीं, बल्कि स्वस्थ जीवन की शुरुआत मानते हैं।

चाहे वह अध्याय हो –

- "अनदेखा दर्द, छुपा खतरा"
- "पेट बनाम पीठ संतुलन"
- "स्टैटिक चार्ज जैसे अदृश्य पर गंभीर प्रभाव"

यहाँ हर विषय को मैंने वैज्ञानिक दृष्टि से, सरल भाषा में और पूर्ण निष्ठा के साथ प्रस्तुत

किया है।

निष्कर्ष

मुझे पूर्ण विश्वास है कि यदि आपने इस पुस्तक को केवल 'पढ़ने' के लिए नहीं, बल्कि विवेक और समझ के साथ अपनाने के लिए पढ़ा, तो यह केवल आपका शरीर नहीं, आपकी सोच और दृष्टिकोण भी बदल देगी।

- जयचंद

अध्याय 1

"जिम - एक अनजाना सागर: जहाँ सुरक्षा की जरूरत सबसे ज़्यादा है"

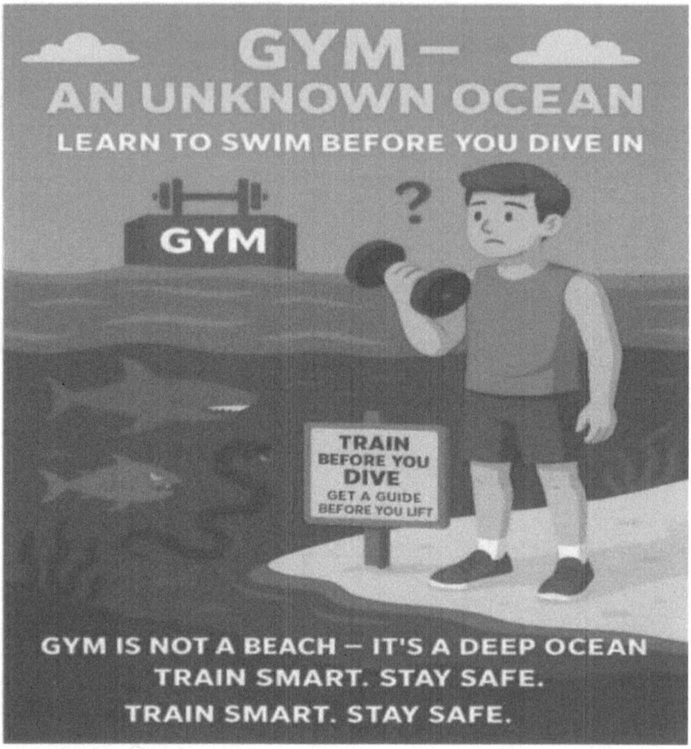

> कल्पना कीजिए एक विशाल सागर की। वह सुंदर है, रहस्यमय है, ऊर्जा से भरा है। दूर से देखने पर उसमें कूदने की लालसा होती है – "मैं भी तैर सकता हूँ", "मुझे भी इस रोमांच का अनुभव चाहिए।"

परंतु कोई भी सागर, चाहे वह कितना भी सुंदर क्यों न हो – बिना सुरक्षा के प्रवेश की अनुमति नहीं देता।

वहाँ प्रशिक्षित लाइफ गार्ड होते हैं, निर्देश होते हैं कि कहाँ तैरना सुरक्षित है, चेतावनी बोर्ड होते हैं, और हर कदम पर एक संरक्षण तंत्र (safety mechanism) मौजूद होता है

अब सोचिए – क्या जिम में ऐसा कोई सिस्टम है?

> जिम भी एक "सागर" ही है – शरीर, मांसपेशियाँ, संयंत्र, उपकरण – सब कुछ विशाल और जटिल। लेकिन यहाँ कोई "सुरक्षा गार्ड", कोई "तट रक्षक", कोई चेतावनी बोर्ड नहीं होता।
सबसे अधिक चिंता की बात यह है कि –

>> यहाँ लोग बिना तैरना सीखे (बिना जानकारी लिए), बिना गहराई जाने,
और बिना किसी सुरक्षा व्यवस्था के, सीधे उस सागर में कूद पड़ते हैं – केवल इसलिए कि "दूसरे भी कर रहे हैं।"

धीरे-धीरे करने का जो संकल्प था, वो कहाँ खो गया?

> जब कोई नया व्यक्ति जिम में प्रवेश करता है –
तो सामान्यतः उसके मन में यह दृढ़ विचार होता है कि
"मैं धीरे-धीरे व्यायाम करूँगा, संयम रखूँगा और सुरक्षित रूप से आगे बढ़ूँगा।"
शुरुआती कुछ दिन वह इस सोच पर कायम भी रहता है।
लेकिन जिम का वातावरण, आसपास के अनुभवी या दिखावटी लोग,
उसे अनजाने ही तुलना और प्रतिस्पर्धा के जाल में फँसा देते हैं।

वह देखता है कि दूसरे लोग भारी वज़न उठा रहे हैं,
ज़्यादा repetitions कर रहे हैं,
तो वह सोचने लगता है – "जब ये कर सकते हैं, तो मैं क्यों नहीं?"

यही वह मोड़ होता है जहाँ उसका "धीरे-धीरे" वाला सिद्धांत दरकने लगता है।
और यहीं से शुरू होती है सबसे बड़ी चूक।
यह समस्या ज्ञान की कमी से अधिक,
आत्मनियंत्रण और धैर्य की परीक्षा में असफलता होती है

एक वास्तविक अनुभव - 'समुद्र के आकर्षण' से मिली सीख
> यह अनुभव किसी समुद्री तट का हो सकता है –

जहाँ प्रशिक्षित विदेशी तैराक गहरे पानी में निश्चिंत होकर तैरते हैं।
वहीं, कुछ लोग जिन्हें केवल तालाब या कुएं में तैरने का अनुभव होता है,
वे भी उन्हें देखकर प्रेरित होते हैं और बिना आवश्यक कौशल के
उसी समुद्र में उतरने लगते हैं।

कई बार ऐसा होता है कि लोग खुद को नियंत्रित कर लेते हैं,
लेकिन कई बार 'मैं भी कर सकता हूँ' की भावना या प्रेरणा का अंधा अनुसरण
उन्हें अनजाने खतरे की ओर धकेल देता है।

यही दृश्य जिम में भी बार-बार दोहराया जाता है। ज्ञान और तर्क होते हुए भी, आकर्षण, प्रदर्शन और तुलना की भावना व्यक्ति को सीमा से बाहर धकेल देती है – जहाँ उसका शरीर तैयार नहीं होता।

⚠ परिणाम क्या होता है?

> एक दिन कोई मछली (गलत व्यायाम) उन्हें काट लेती है,
कोई शार्क (ओवरलोडिंग) उनकी रीढ़ पर वार कर देती है,
या कोई जल-सर्प (गलत पोजिशनिंग) उनकी नसों को जकड़ लेता है।

फिर, शरीर कहता है – "अब और नहीं।"
और व्यक्ति खुद कहता है – "अब मैं जिम के लायक नहीं रहा।"

तो समाधान क्या है?

1. जिम के सागर में प्रवेश से पहले तैरना सीखिए
   शरीर, हड्डियों, स्नायु, ज्वाइंट्स की समझ होनी चाहिए।
2. किसी प्रशिक्षक को साथ लीजिए
   लाइफ गार्ड की तरह, एक सही ट्रेनर आपके लिए सुरक्षा कवच हो सकता है।
3. सुरक्षित क्षेत्र (Safe Exercises) से शुरुआत कीजिए
   शुरुआत हमेशा Body Weight, Mobility और Core Strength से होनी चाहिए।
4. अपने अहंकार को किनारे रखिए

यह यात्रा “मैं कितना उठा सकता हूँ?” नहीं, बल्कि “मैं कितना समझता हूँ?” की होनी चाहिए।

✅ यह पुस्तक क्यों आवश्यक है?

> यह पुस्तक एक "Live Guard Manual" की तरह है। यह आपको बताएगी कि: कहाँ जाना है और कहाँ नहीं, क्या करना है और क्या नहीं, और कैसे इस सागर को जीतकर बाहर आना है – सुरक्षित, स्वस्थ और सफल।

✨ निष्कर्ष:

> जिम में उतरने से पहले, शरीर के सागर को समझिए।
यह महज़ मांसपेशियों का प्रदर्शन नहीं,
बल्कि समझ, संतुलन और सुरक्षा की एक यात्रा है।

अध्याय 2

भूमिका: क्यों ज़रूरी है जिम में सावधानी

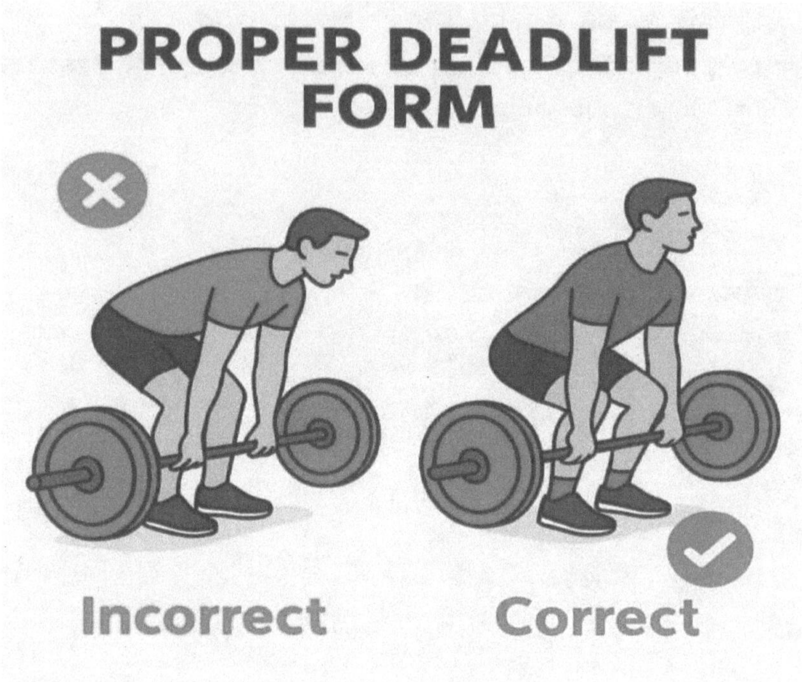

वर्तमान युग में जहां आधुनिक जीवनशैली ने मनुष्य को भौतिक रूप से सशक्त बनाया है, वहीं दूसरी ओर उसका शारीरिक स्वास्थ्य एक गंभीर चिंता का विषय बनता जा रहा है। जिम और व्यायामशालाओं का प्रचलन भारत सहित पूरे विश्व में तेज़ी से बढ़ा है। लोग फिटनेस, बॉडी-बिल्डिंग और सौंदर्य के लिए नियमित रूप से व्यायामशालाओं का रुख कर रहे हैं। परंतु, यह देखा गया है कि उचित मार्गदर्शन, योग्य प्रशिक्षकों की कमी और सावधानी की अनदेखी के कारण जिम में आने वाले कई लोग स्वास्थ्य लाभ के स्थान पर शारीरिक क्षति और गंभीर बीमारियाँ लेकर लौटते हैं।

◆ जिम का उदय और भारत में उसकी स्थिति:

पश्चिमी देशों में दशकों से व्यायामशालाएँ संगठित व वैज्ञानिक रूप से संचालित होती रही हैं। किंतु भारत में यह संस्कृति पिछले 30-40 वर्षों में धीरे-धीरे पनप रही है। दुर्भाग्यवश, भारत में अधिकांश जिम बिना मान्यता प्राप्त ट्रेनरों, बिना सुरक्षा मानकों और उम्र व स्वास्थ्य के अनुसार प्रशिक्षण व्यवस्था के बिना संचालित होते हैं। फलस्वरूप, युवा से लेकर वरिष्ठ नागरिक तक, बिना पूर्व तैयारी और जांच के मशीनों पर काम करने लगते हैं जिससे पीठ की चोट, रीढ़ की हड्डी की समस्या, मांसपेशियों में खिंचाव, और जोड़ों में चोट आम होती जा रही है।

◆ जिम में सावधानी क्यों है अत्यंत आवश्यक:

जिम में व्यायाम करते समय सावधानी एक सुरक्षा कवच की तरह कार्य करती है। जैसे ही कोई व्यक्ति अपनी सीमाओं को बिना समझे अत्यधिक वजन उठाता है, या गलत ढंग से मशीन का उपयोग करता है, चोट लगने की संभावना कई गुना बढ़ जाती है। यही नहीं, हृदय रोग, उच्च रक्तचाप, डायबिटीज़ और असंतुलित हार्मोन जैसी बीमारियाँ भी गलत व्यायाम के कारण सक्रिय हो सकती हैं।

■ इस पुस्तक की आवश्यकता और उद्देश्य:

यह पुस्तक एक सजग प्रयास है – जिम जाने वाले प्रत्येक व्यक्ति को यह समझाने का कि "सुरक्षित व्यायाम" ही सार्थक व्यायाम होता है। इस गाइड के माध्यम से हम यह स्पष्ट करना चाहते हैं कि:

- हर आयु वर्ग, लिंग, शारीरिक स्थिति और स्वास्थ्य पृष्ठभूमि के अनुसार अलग-अलग व्यायाम नियम होने चाहिए।
- प्रशिक्षकों की योग्यता और जिम्मेदारी स्पष्ट हो।
- हर मशीन या उपकरण के उपयोग से पहले उपयुक्त प्रशिक्षण और जानकारी मिले।
- किसी भी व्यायाम को "अंतिम सांस तक" न ले जाया जाए, बल्कि एक संतुलित रिपीटेशन और सेट प्रणाली के अनुसार अभ्यास किया जाए।

🎯 हमारा दृष्टिकोण:

हमारा उद्देश्य एक ऐसी संक्षिप्त लेकिन प्रभावशाली पुस्तक प्रस्तुत करना है जो हर जिम में लगे, हर ट्रेनर पढ़े, और हर जिम करने वाला व्यक्ति अपने व्यवहार में उतारे। यह पुस्तक केवल सुझाव नहीं देती, बल्कि व्यायाम और सुरक्षा के प्रति एक वैज्ञानिक और व्यावहारिक दृष्टिकोण को जन-साधारण तक पहुँचाती है।

अध्याय 3

व्यायाम से पहले आवश्यक मेडिकल जांच और शारीरिक मूल्यांकन

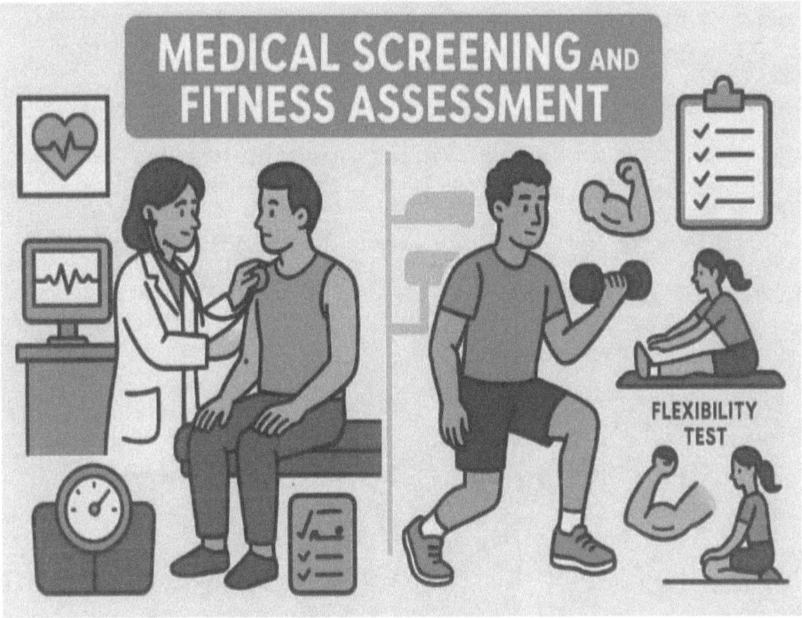

जिम में प्रवेश करते ही हम अपने शरीर को एक नई प्रणाली में ढालने का प्रयास करते हैं। परंतु यह प्रयास तभी सफल और सुरक्षित होता है जब हम अपने शरीर की वास्तविक स्थिति, सीमाएं और आवश्यकता को सही प्रकार से पहचान लें। इसलिए, किसी भी व्यायाम कार्यक्रम की शुरुआत से पहले मेडिकल परीक्षण (Medical Screening) और फिटनेस मूल्यांकन (Fitness Assessment) अत्यंत आवश्यक होता है।

1. व्यायाम से पहले मेडिकल जांच क्यों ज़रूरी है?

हर व्यक्ति का शरीर, रोग प्रतिरोधक क्षमता, रक्तचाप, हृदय क्षमता, और पूर्व रोगों का इतिहास अलग-अलग होता है। बिना मेडिकल परीक्षण के व्यायाम शुरू करना ऐसे है जैसे अंधेरे में तीर चलाना। नीचे कुछ मुख्य कारण दिए गए हैं:

• हृदय रोगियों को अलार्म: कई बार व्यक्ति को यह ज्ञात नहीं होता कि उन्हें हल्का या गंभीर हृदय संबंधी जोखिम है। व्यायाम के दौरान अचानक सीने में दर्द, चक्कर, या बेहोशी

इसी अनदेखी का परिणाम हो सकता है।

• उच्च रक्तचाप या डायबिटीज़: इन रोगों में विशेष प्रकार के व्यायाम, गति और वेट लिमिट होती है। बिना जांच के वर्कआउट करना नुकसानदायक हो सकता है।

• रीढ़ की समस्याएँ: पुराने पीठ दर्द, स्लिप डिस्क, स्कोलियोसिस आदि की उपेक्षा करके जिम में डेडलिफ्ट या लेग प्रेस करना गंभीर चोटों का कारण बन सकता है।

• अस्थमा, थायरॉइड, मोटापा या हार्मोनल असंतुलन: ये सभी परिस्थितियाँ शरीर की सहनशीलता पर प्रभाव डालती हैं।

2. आवश्यक प्रारंभिक मेडिकल टेस्ट

टेस्ट का नाम	उद्देश्य
बीपी (Blood Pressure)	हृदय पर भार बढ़ने से पहले स्थिति जानना
ईसीजी (ECG)	हृदय गति की अनियमितता का पता लगाना
ब्लड शुगर/ HBA1C	डायबिटीज़ की स्थिति जानने हेतु
लिपिड प्रोफाइल	कोलेस्ट्रॉल का स्तर व हृदय जोखिम का मूल्यांकन
थायरॉइड टेस्ट (TSH, T3, T4)	हार्मोनल असंतुलन पहचानना
Vitamin D, B12 Levels	मांसपेशियों की शक्ति व ऊर्जा का स्तर जानना

3. शारीरिक मूल्यांकन (Physical Fitness Assessment)

मेडिकल टेस्ट के साथ-साथ प्रशिक्षक को निम्नलिखित मूल्यांकन करने चाहिए:

• BMI (Body Mass Index) - मोटापा स्तर मापने हेतु

- Body Fat % - चर्बी और मांसपेशियों का अनुपात

- Flexibility Test - शरीर की लचीलापन क्षमता

- Strength & Endurance Test - मूल ताकत और सहनशीलता

- Postural Analysis - शरीर की मुद्रा में असंतुलन

- Core Strength & Balance Test - रीढ़ व संतुलन का मूल्यांकन

4. रिपोर्ट के आधार पर व्यायाम योजना बनाना

जब मेडिकल रिपोर्ट और फिटनेस मूल्यांकन सामने आता है, तभी एक व्यक्तिगत व्यायाम योजना (Customized Workout Plan) तैयार की जाती है। इससे यह सुनिश्चित होता है कि:

- कौन-से व्यायाम आपके लिए सुरक्षित हैं,

- कौन-से व्यायाम से बचना चाहिए,

- कब और कैसे वज़न बढ़ाना है,

- किस स्पीड और रेपिटिशन में व्यायाम करना है।

5. डॉक्टर से परामर्श कब अनिवार्य है?

यदि नीचे दिए गए लक्षण या इतिहास आपके साथ जुड़े हैं, तो जिम शुरू करने से पहले डॉक्टर की स्पष्ट अनुमति लेना अनिवार्य है:

- बार-बार सांस फूलना

- पूर्व हृदय या ब्रेन स्ट्रोक का इतिहास

- जोड़ों में पुराना दर्द या चोट

- अधिक मोटापा (BMI 30+)

- गर्भावस्था या हाल ही में प्रसव

निष्कर्ष

जिम में सुरक्षा की नींव सही शुरुआत से पड़ती है। मेडिकल जांच और शारीरिक मूल्यांकन एक ऐसा आधार है जिस पर पूरे व्यायाम जीवन की सफलता और सुरक्षा टिकी होती है। यह न केवल हमें संभावित चोटों से बचाता है, बल्कि फिटनेस की सही दिशा भी देता है। अतः हर व्यक्ति को व्यायाम शुरू करने से पहले अपनी जांच अवश्य करवानी चाहिए – यही जिम संस्कृति का पहला और सबसे आवश्यक नियम है।

अध्याय 4

व्यायाम से पहले की तैयारी: वार्म-अप और लचीलापन - सफलता की पहली सीढ़ी

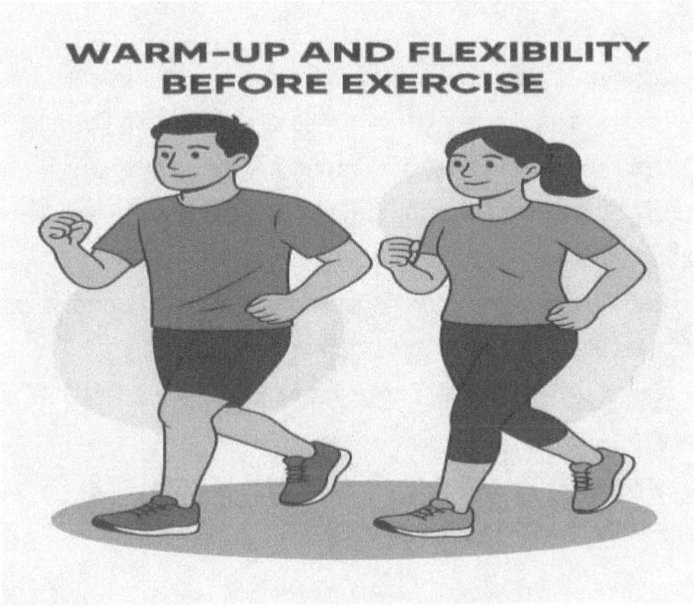

◆ परिचय

व्यायाम शुरू करने से पहले शरीर को मानसिक और शारीरिक रूप से तैयार करना अत्यंत आवश्यक है। इसे हम 'वार्म-अप' (Warming Up) कहते हैं। यह एक ऐसा चरण है जो चोट से बचाव, प्रदर्शन में वृद्धि, और मानसिक सजगता में सुधार हेतु आधार तैयार करता है। चाहे आप शुरुआत करने वाले हों या अनुभवी खिलाड़ी - वार्म-अप सभी के लिए उतना ही आवश्यक है।

DeVries के अनुसार:

> "शरीर को गर्म करना रक्त के तापमान को बढ़ाता है, जिसके परिणामस्वरूप मांसपेशियों के प्रदर्शन स्तर में वृद्धि होती है।"

◆ वार्म-अप क्यों है आवश्यक? (लाभ)

- ✅ चोटों से बचाव: गर्म मांसपेशियां अधिक लचीली होती हैं जिससे खिंचाव और चोट का खतरा घटता है।
- ✅ लचीलापन और गतिशीलता: शरीर की गतिशीलता (mobility) बढ़ती है।
- ✅ मानसिक तैयारी: मस्तिष्क व्यायाम की तीव्रता और कार्यभार के लिए तैयार होता है।
- ✅ प्रदर्शन में सुधार: मांसपेशियों और तंत्रिका तंत्र के तालमेल से कौशल बेहतर होता है।
- ✅ शक्ति व सहनशीलता में वृद्धि: रक्त संचार तेज होता है, जिससे ऊर्जा उपलब्धता बढ़ती है।
- ✅ थकान में कमी: ऑक्सीजन आपूर्ति अधिक होती है जिससे थकान देरी से होती है।
- ✅ तंत्रिका आवेगों की गति में वृद्धि: प्रतिक्रिया समय तेज होता है।
- ✅ मांसपेशी कोशिकाओं की प्रतिरोधक क्षमता घटती है: जिससे चोट लगने की संभावना कम होती है।
- ✅ श्वसन प्रणाली की तैयारी: साँसों की गहराई और लय बेहतर होती है।
- ✅ चयापचय में वृद्धि: कोशिकाएं अधिक कुशलता से ऊर्जा बनाती हैं।

◆ वार्म-अप की प्रमुख विधियाँ (Warming-Up Techniques)

1. 🏃 1. हल्का कार्डियो (5-7 मिनट)

- हल्की दौड़ (ट्रैक या ट्रेडमिल पर)
- फुर्तीले चलना (ब्रिस्क वॉक)
- रस्सी कूदना (जम्पिंग रोप)
- साइक्लिंग (स्थिर या वास्तविक)

2. 🏃 2. डायनामिक स्ट्रेचिंग (हलचल वाले खिंचाव व्यायाम)

- आर्म सर्कल (बाहों को गोल घुमाना)
- लेग स्विंग (पैरों को आगे-पीछे झुलाना)

- वॉकिंग लंज
- हाई नी (घुटनों को छाती की ओर लाना)
- बट किक (एड़ियों को नितंबों तक लाना)

3. 🏃 3. जॉइंट मोबिलिटी मूवमेंट्स (जोड़ों की सक्रियता बढ़ाने के व्यायाम)

- गर्दन घुमाना (Clockwise/Anti-clockwise)
- कंधे ऊपर-नीचे करना
- कलाई, एड़ी, घुटने घुमाना

4. 🏃 4. सांसों का संयोजन (Breathing Awareness)

- गहरी सांस लेना और छोड़ना (3-5 बार)
- शरीर को ध्यानपूर्वक महसूस करना

5. 🏃 5. मानसिक केंद्रण (Mental Focus)

- आज के वर्कआउट का लक्ष्य स्पष्ट करना
- सकारात्मक सोच लाना

💧 यदि वार्म-अप नहीं किया जाए तो क्या हो सकता है? (खतरों की सूची)

- ⚠ मांसपेशियों में खिंचाव या आंसू (Muscle Strain/Tear): ठंडे शरीर पर अचानक भार डालने से मांसपेशियां सिकुड़ी रहती हैं और उनका खिंचाव नहीं हो पाता, जिससे चोट लग सकती है।
- ⚠ जोड़ों पर दबाव (Joint Injury): जोड़ों में पर्याप्त लुब्रिकेशन नहीं आता, जिससे मूवमेंट के समय मोच आ सकती है।
- ⚠ हड्डी या लिगामेंट में चोट (Bone/Ligament Damage): तेज़ गति या भारी वजन के कारण घुटनों, कलाई या टखनों में गंभीर चोट संभव है।
- ⚠ दिल की धड़कन अनियंत्रित होना (Sudden Cardiac Load): बिना तैयारी के अचानक व्यायाम से हृदय पर अत्यधिक दबाव आ सकता है।
- ⚠ सांस फूलना, चक्कर आना (Breathlessness/Dizziness): शरीर में ऑक्सीजन वितरण की तैयारी नहीं होने के कारण थोड़ी ही देर में थकावट और चक्कर आने लगते हैं।

- ⚠️ प्रदर्शन में गिरावट (Low Performance): तैयार न हुआ शरीर जल्दी थकता है और अपेक्षित परिणाम नहीं मिलते।
- ⚠️ नर्व सिग्नलिंग में बाधा (Poor Coordination): शरीर और दिमाग के बीच का तालमेल बिगड़ सकता है, जिससे मूवमेंट में अस्थिरता आती है।

! उदाहरण से समझें:

> एक छात्र जो 12वीं कक्षा में पढ़ता है और खेल-कूद या जिम से जुड़ा है, अगर वह बिना वार्म-अप के सीधे पुशअप या बेंच प्रेस शुरू करता है, तो उसके कंधे या कलाई में खिंचाव, मोच या झटका आ सकता है। यह दर्द कुछ मिनटों तक नहीं, कई हफ्तों तक रह सकता है और उसे अभ्यास रोकना पड़ सकता है। कई बार तो ये चोटें स्थायी भी हो सकती हैं, अगर बार-बार दोहराई जाएं।

✅ निष्कर्ष

> "अगर शुरुआत सही हो, तो अंत भी प्रभावी होता है।"

वार्म-अप केवल एक औपचारिकता नहीं है – यह व्यायाम का सबसे पहला और सबसे ज़रूरी चरण है। यह शरीर और मन दोनों को सक्रिय करता है और आपको चोट से बचाकर आपकी मेहनत को दीर्घकालिक सफलता में बदलता है। हर उम्र के व्यायामियों को चाहिए कि वे वार्म-अप को अपनी दिनचर्या का अभिन्न हिस्सा बनाएं। यही आपकी सुरक्षा, प्रदर्शन और निरंतरता की असली कुंजी है।

अध्याय 5

मशीनों और उपकरणों के प्रयोग में सावधानियाँ

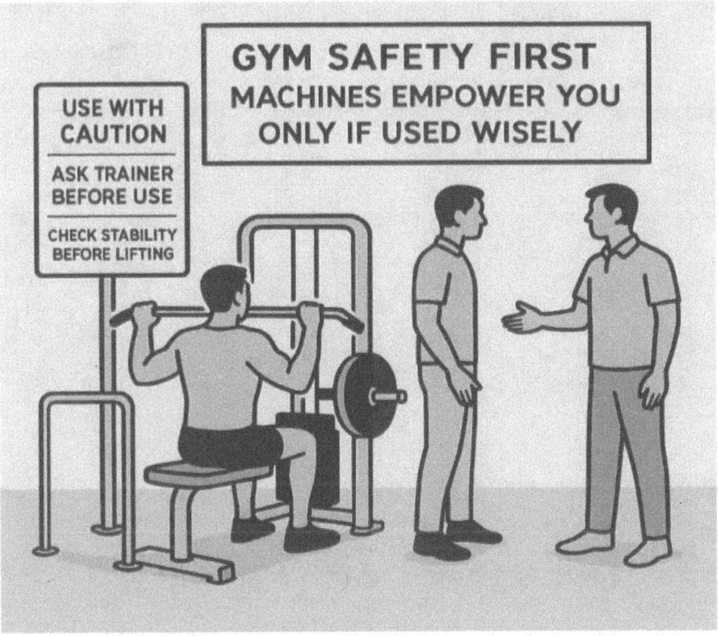

परिचय

जिम में सबसे अधिक आकर्षण का केंद्र होती हैं – वज़न उठाने वाली मशीनें, कार्डियो उपकरण, केबल पुली, बारबेल, डम्बल और अन्य फिटनेस गैजेट्स। ये उपकरण शरीर को मज़बूत बनाने और लक्ष्य को प्राप्त करने में सहायक होते हैं, लेकिन अगर इनका प्रयोग सही जानकारी, तकनीक और सावधानी के बिना किया जाए तो ये लाभ की जगह हानि पहुँचा सकते हैं।

यह अध्याय आपको यह समझने में मदद करेगा कि जिम में इस्तेमाल होने वाले प्रमुख उपकरणों का सुरक्षित उपयोग कैसे किया जाए, कौन-सी आम गलतियाँ लोगों को चोटिल करती हैं और किन नियमों का पालन करना ज़रूरी है --

1. मशीन और फ्री वेट्स (Free Weights) - अंतर और उपयोग

पहलू	मशीन	फ्री वेट्स
स्थिरता	अधिक सुरक्षित, मार्ग निर्धारित	अस्थिर, शरीर की संतुलन शक्ति पर निर्भर
सीखने की गति	जल्दी सीखा जा सकता है	अधिक मार्गदर्शन की ज़रूरत
चोट की संभावना	कम (यदि सही ढंग से प्रयोग किया जाए)	अधिक (यदि फॉर्म गलत हो)
उपयुक्तता	शुरुआती के लिए बेहतर	अनुभवी व्यायामकर्ताओं के लिए

नियम:

- नए लोगों को पहले मशीन से शुरू करना चाहिए
- फॉर्म पर ध्यान दें, न कि वज़न पर
- किसी भी नई मशीन को शुरू करने से पहले ट्रैनर की सलाह ज़रूर लें

2. कार्डियो मशीनों (Treadmill, Cycle, Cross Trainer) का सुरक्षित उपयोग

ट्रेडमिल (Treadmill):

- बेल्ट के ऊपर चढ़ने से पहले स्पीड शून्य रखें
- बेल्ट घूमने लगे तभी पैर रखें
- सेफ्टी क्लिप हमेशा बेल्ट से जोड़ी जाए
- झुकाव (incline) को अचानक न बदलें

साइक्लिंग (Stationary Cycle):

- सीट की ऊँचाई अपने घुटनों के हिसाब से सेट करें
- बहुत ज्यादा आगे झुककर न बैठें
- तेज़ गति से तुरंत न शुरू करें

क्रॉस ट्रेनर:

- हाथ और पैर के समन्वय का अभ्यास करें
- पीछे से मशीन पर चढ़ने से बचें
- शुरुआत में 5-10 मिनट की मध्यम गति रखें

3. वजन उठाने वाले उपकरणों (Barbell, Dumbbell, Smith Machine) में सावधानियाँ

- बिना वॉर्मअप किए भारी वज़न कभी न उठाएं
- अपने शरीर की सीमा जानें – "Ego lifting" सबसे बड़ी गलती होती है
- Barbell हमेशा Spotter की निगरानी में उठाएं
- Dumbbell फर्श पर न गिराएं – इससे अन्य को चोट लग सकती है
- लापरवाही से वज़न Rack पर न रखें

4. केबल पुली, लेग प्रेस और अन्य मल्टी-जॉइंट मशीनों में विशेष सावधानियाँ

- केबल पुली से खींचते समय झटका न दें – गति को नियंत्रित रखें
- लेग प्रेस करते समय घुटनों को पूरी तरह लॉक न करें
- मशीन की सेटिंग्स (height, range) को अपनी लंबाई और लचीलापन देखकर एडजस्ट करें
- सीट या बेंच के कोण को कभी भी बिना ज्ञान के न बदलें

5. उपकरण प्रयोग के सामान्य नियम

1. 1. इंस्पेक्शन करें: मशीन या वज़न में कोई ढीलापन या टूट-फूट तो नहीं?
2. 2. हाथ-पैर सूखे और फर्श साफ़ हो – फिसलने से चोट का ख़तरा
3. 3. सही जूते और कपड़े पहनें – ढीले कपड़े मशीन में फँस सकते हैं
4. 4. मशीन के निर्देश पढ़ें या पूछें – गाइड के बिना प्रयोग न करें
5. 5. बातचीत करते हुए ध्यान न भटकाएं – व्यायाम करते समय फोकस जरूरी
6. 6. मशीन उपयोग के बाद वज़न हटाएं और उसे साफ करें – यह स्वच्छता और दूसरों के लिए सम्मान है

6. उम्र, बीमारी और शरीर के अनुसार सावधानियाँ

स्थिति	सुझाव

बुजुर्ग व्यक्ति	मशीन का चयन शरीर के लचीलापन और संतुलन के अनुसार हो
कमर दर्द वाले	लेग प्रेस, डेडलिफ्ट जैसी एक्सरसाइज डॉक्टर या फिजियो से पूछकर करें
ब्लड प्रेशर या हृदय रोगी	कार्डियो मशीन पर सीमित गति व अवधि रखें
पहली बार जिम जा रहे लोग	1:1 ट्रेनर गाइडेंस अनिवार्य करें

7. ट्रेनर और जिम प्रबंधन की भूमिका

- जिम में सभी मशीनों की नियमित जांच हो
- टूटे या हिलते हुए उपकरणों को तत्काल हटाया जाए
- हर नई मशीन के पास उसका प्रयोग निर्देश हिंदी/अंग्रेज़ी में चिपकाया जाए
- ट्रेनर का ध्यान केवल नए लोगों पर ही नहीं, सभी पर हो

निष्कर्ष

जिम में मशीनें और उपकरण शरीर को सशक्त बनाने के औजार हैं, लेकिन बिना जागरूकता के ये औजार एक दिन समस्या बन सकते हैं। यह जरूरी है कि हर व्यक्ति मशीन की प्रकृति, शरीर की सीमा और सही तकनीक को समझे। याद रखें:

> "मशीन आपकी शक्ति बढ़ा सकती है – या आपकी हड्डी तोड़ सकती है, यह निर्भर करता है कि आपने इसे कैसे उपयोग किया।"

अध्याय 6

गलत एक्सरसाइज़ से उत्पन्न आम बीमारियाँ और चोटें

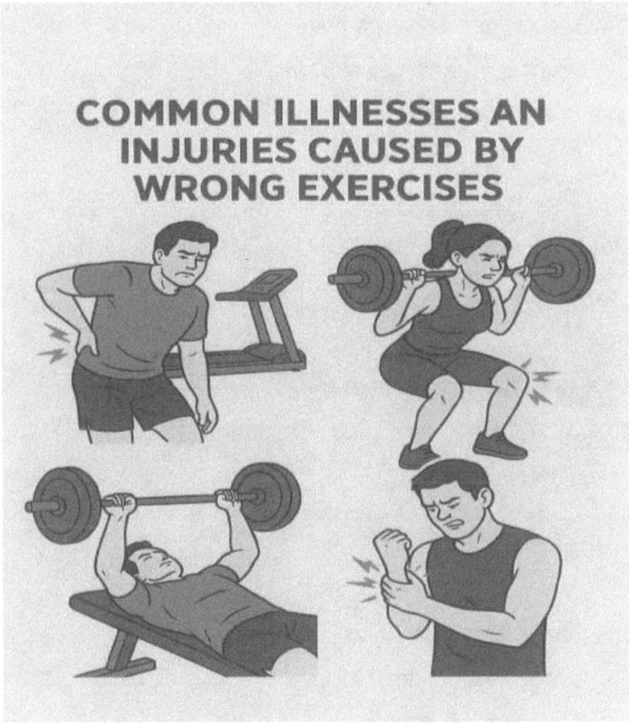

Common Illnesses and Injuries Caused by Wrong Exercises

परिचय

जिम में जाने का उद्देश्य होता है - शरीर को स्वस्थ, सुडौल और मज़बूत बनाना। लेकिन दुख की बात है कि बहुत से लोग जानकारी की कमी, जल्दीबाज़ी, या दूसरों की नकल में ऐसी गलतियाँ कर बैठते हैं, जिससे उन्हें बीमारियाँ, मांसपेशियों में खिंचाव, जोड़ो की चोटें या रीढ़ की समस्याएँ हो जाती हैं।

यह अध्याय उन आम समस्याओं और चोटों पर रोशनी डालता है जो अक्सर गलत तकनीक, ज़रूरत से ज़्यादा वज़न उठाने या गलत आदतों के कारण होती हैं।

कमर (लोअर बैक) की चोटें

- कारण:
- डेडलिफ्ट या स्क्वैट करते समय गलत मुद्रा
- बहुत ज़्यादा वज़न उठाना बिना फॉर्म सीखे
- झुकने के व्यायाम करते समय पीठ को मोड़ना
- बिना बेल्ट के भारी वज़न उठाना
- परिणाम:
- L4-L5 / L5-S1 डिस्क पर दबाव
- स्लिप डिस्क, सायटिका, एन्टरोलिस्थेसिस
- जीवन भर का कमर दर्द
- सावधानियाँ:
- हमेशा पीठ सीधी रखें, कमर झुकाने से बचें
- शुरुआती दिनों में डेडलिफ्ट, स्क्वैट बिना प्रशिक्षक के न करें
- Core strengthening पहले करें

घुटनों की समस्याएँ (Knee Pain)

- कारण:
- लेग प्रेस मशीन में गलत एंगल पर भारी वज़न
- स्क्वैट करते समय घुटनों को आगे निकालना
- जंपिंग एक्सरसाइज में सही लैंडिंग न होना
- पुराने जूते पहनकर ट्रेडमिल चलाना
- परिणाम:
- घुटनों का खिंचाव
- लिगामेंट चोटें (ACL, MCL tears)
- घुटनों में सूजन, क्रॉनिक पेन
- सावधानियाँ:
- घुटनों को पैर की अंगुलियों से आगे न जाने दें
- कुशन या सपोर्ट वाले जूते पहनें
- कभी भी दर्द में व्यायाम न करें

कंधे और गर्दन की चोटें (Shoulder & Neck Injuries)

- कारण:
- बेंच प्रेस करते समय हाथों की गलत स्थिति
- लेटरल रेज या शोल्डर प्रेस में फॉर्म बिगाड़ना
- हेड बिहाइंड नेक पुल डाउन (रिस्की एक्सरसाइज)
- परिणाम:
- रोटेटर कफ इंजरी
- कंधे में अकड़न और दर्द
- गर्दन की मांसपेशियों में खिंचाव
- सावधानियाँ:
- केवल उन एक्सरसाइज का चयन करें जो सुरक्षित हों
- हल्के वज़न से शुरू करें, धीरे-धीरे बढ़ाएं
- गर्दन को सीधा और संतुलित रखें

कलाई और कोहनी की चोटें (Wrist & Elbow Injuries)

- कारण:
- बहुत अधिक वज़न के साथ बारबेल कर्ल
- पुशअप या डिप्स में गलत एंगल
- मशीन पर ग्रिप बहुत सख्त या बहुत ढीली होना
- परिणाम:
- टेनिस एल्बो, कार्पल टनल सिंड्रोम
- कलाई का दर्द, झनझनाहट
- सावधानियाँ:
- व्रिस्ट सपोर्ट पहन सकते हैं
- नियमित रूप से स्ट्रेचिंग करें
- ओवरट्रेनिंग से बचें

हार्ट स्ट्रेस और ब्लड प्रेशर की समस्याएँ

- कारण:
- बिना वॉर्मअप कार्डियो या भारी वज़न
- अचानक ट्रेडमिल पर भागना

- हाई बीपी या हृदय रोग के बावजूद कठिन व्यायाम
- परिणाम:
- सीने में दर्द
- चक्कर आना, थकावट
- हृदय संकट की आशंका
- सावधानियाँ:
- डॉक्टर की सलाह के बिना व्यायाम न शुरू करें
- हमेशा 5-10 मिनट का वॉर्मअप अनिवार्य करें
- हाइड्रेशन बनाए रखें

मांसपेशियों में खिंचाव या फट जाना (Muscle Tear)

- कारण:
- बिना वार्मअप स्ट्रेचिंग या वेट ट्रेनिंग
- झटका देकर वजन उठाना
- एक ही एक्सरसाइज का बार-बार अभ्यास
- परिणाम:
- दर्द, सूजन, चलने या हाथ हिलाने में कठिनाई
- मांसपेशियों की कमजोरी
- सावधानियाँ:
- पर्याप्त रेस्ट दें
- Alternate day रूटीन अपनाएं
- प्रशिक्षक की निगरानी में ही भारी वज़न करें

मानसिक थकान और Burnout

- कारण:
- बहुत तेजी से रिज़ल्ट पाने की कोशिश
- हर दिन लंबे समय तक व्यायाम
- नींद और डाइट पर ध्यान न देना
- परिणाम:
- चिड़चिड़ापन, थकावट
- निराशा, जिम छोड़ देना

- Overtraining Syndrome
- सावधानियाँ:
- सप्ताह में 1-2 दिन आराम ज़रूरी
- लक्ष्य यथार्थवादी रखें
- योग, ध्यान और पर्याप्त नींद को रूटीन में शामिल करें

निष्कर्ष

जिम में की गई एक छोटी सी लापरवाही एक बड़ी बीमारी या आजीवन चोट का कारण बन सकती है। अक्सर लोग दूसरों को देखकर, जल्दबाज़ी में या बिना सही गाइडेंस के व्यायाम शुरू करते हैं – जो खुद को नुकसान पहुँचाने का सीधा रास्ता है।

इसलिए:

> "एक स्वस्थ शरीर मेहनत से बनता है, लेकिन समझदारी और सावधानी से सुरक्षित रहता है।"

अध्याय 7

उम्र, लिंग और शरीर के अनुसार व्यायाम की दिशा

Exercise Guidelines Based on Age, Gender, and Body Type

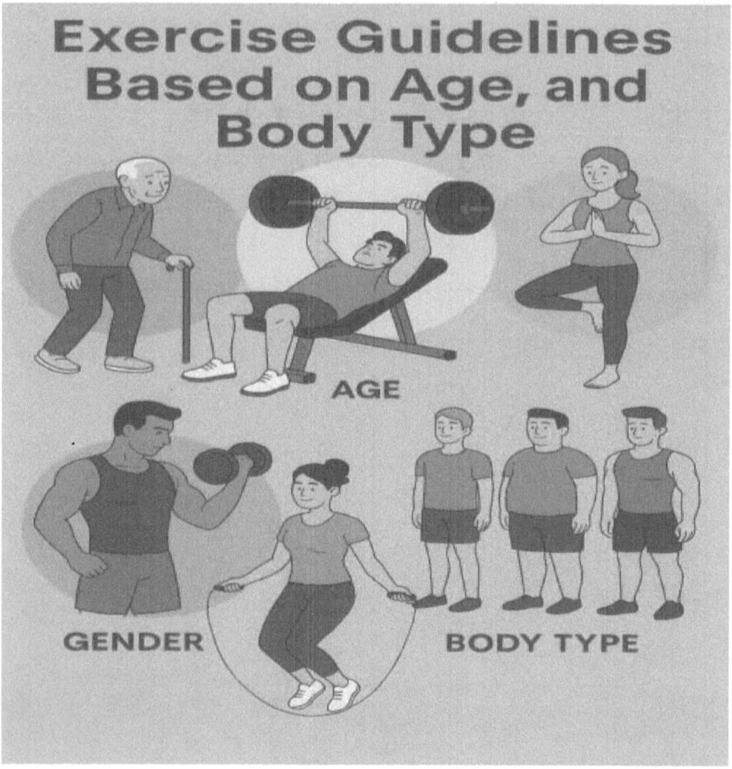

परिचय

हर व्यक्ति की उम्र, लिंग और शरीर की प्रकृति भिन्न होती है। जिम में एक समान व्यायाम सभी के लिए लाभदायक नहीं होता। कुछ व्यायाम युवा पुरुषों के लिए उपयुक्त हो सकते हैं, लेकिन वही व्यायाम यदि वृद्ध व्यक्ति या महिला करें तो उन्हें हानि हो सकती है। इस अध्याय में हम समझेंगे कि विभिन्न आयु वर्ग, लिंग और शरीर संरचना के अनुसार व्यायाम कैसे चुना जाए।

1. आयु के अनुसार व्यायाम योजना

(क) 15-25 वर्ष : विकास और आधार निर्माण की अवस्था

लक्ष्य: शरीर की ताकत, स्टेमिना और लचीलापन बढ़ाना

- उपयुक्त व्यायाम:
- बॉडी वेट ट्रेनिंग (पुशअप, पुलअप, स्क्वैट)
- हल्की वेट ट्रेनिंग (टेक्निक पर फोकस)
- कार्डियो: रनिंग, सायक्लिंग
- स्पोर्ट्स ऐक्टिविटी और योग
- सावधानी:
- हॉर्मोनल संतुलन को ध्यान में रखते हुए ओवरट्रेनिंग से बचें
- स्टेरॉयड या सप्लीमेंट का प्रयोग न करें

(ख) 25-40 वर्ष : निर्माण और स्थिरता की अवस्था

लक्ष्य: फुल बॉडी डेवलपमेंट, फैट कंट्रोल और मानसिक तनाव से मुक्ति

- उपयुक्त व्यायाम:
- स्ट्रेंथ ट्रेनिंग (प्रमुख मसल ग्रुप्स पर ध्यान)
- कार्डियो: HIIT या लो इंटेंसिटी कार्डियो
- योग व ध्यान
- कोर मसल्स को मजबूत करने वाले व्यायाम
- सावधानी:
- व्यायाम के साथ डाइट व नींद पर विशेष ध्यान दें
- चोट या थकान को नज़रअंदाज़ न करें

(ग) 40-60 वर्ष : रख-रखाव और स्वास्थ्य रक्षा की अवस्था

लक्ष्य: फिटनेस बनाए रखना, बीमारियों से बचाव

- उपयुक्त व्यायाम:
- कम वज़न के साथ स्ट्रेंथ ट्रेनिंग
- वॉकिंग, साइक्लिंग, ट्रेडमिल
- बैलेंस व कोऑर्डिनेशन सुधारने वाले व्यायाम

- योग, प्राणायाम
- सावधानी:
- जोड़ों की सुरक्षा का ध्यान रखें
- नियमित चेकअप करवाएं

(घ) 60 वर्ष से ऊपर : सक्रिय वृद्धावस्था की अवस्था

लक्ष्य: हड्डियों और जोड़ों की मज़बूती, आत्मनिर्भरता बनाए रखना

- उपयुक्त व्यायाम:
- हल्का स्ट्रेचिंग
- धीमी गति की वॉक
- कुर्सी योग, संतुलन व्यायाम
- प्राणायाम और ध्यान
- सावधानी:
- प्रशिक्षक की देखरेख में ही व्यायाम करें
- कोई भी व्यायाम दर्द होते ही तुरंत रोक दें

2. लिंग के अनुसार व्यायाम दिशा

(क) पुरुषों के लिए व्यायाम दृष्टिकोण

- स्ट्रेंथ ट्रेनिंग, मसल बिल्डिंग पर फोकस
- हार्मोनल लाभ (टेस्टोस्टेरोन के कारण) - वेट ट्रेनिंग अधिक प्रभावी
- अधिक कैलोरी बर्न क्षमता - HIIT उपयुक्त

- विशेष सावधानी:
- पीठ, घुटनों और कंधों की चोट से बचाव
- नियमित रूप से स्ट्रेचिंग करें

(ख) महिलाओं के लिए व्यायाम दृष्टिकोण

- बॉडी टोनिंग, फैट लॉस, मेटाबॉलिज्म सुधार प्राथमिक लक्ष्य
- पीरियड्स, गर्भावस्था, मेनोपॉज जैसे चरणों को ध्यान में रखकर व्यायाम
- योग, कार्डियो, पिलेट्स, रेसिस्टेंस बैंड एक्सरसाइज उपयुक्त

- विशेष सावधानी:

- भारी वज़न से बचें (विशेषकर बिना मार्गदर्शन के)
- हॉर्मोन संतुलन और आयरन की पूर्ति पर ध्यान दें

3. शरीर के प्रकार (Body Type) के अनुसार दिशा

(क) Ectomorph (पतले शरीर वाले)

लक्ष्य: वज़न बढ़ाना, मांसपेशी निर्माण

- उपयुक्त व्यायाम:
- कम रेपिटिशन, भारी वेट
- अधिक आराम (Rest Days)
- हाई कैलोरी डाइट

(ख) Endomorph (गोल-मटोल शरीर वाले)

लक्ष्य: फैट कम करना, शरीर टोन करना

- उपयुक्त व्यायाम:
- हाई रेपिटिशन स्ट्रेंथ ट्रेनिंग
- कार्डियो, HIIT
- कम कैलोरी, संतुलित डाइट

(ग) Mesomorph (संतुलित शरीर वाले)

लक्ष्य: आकार बनाए रखना, परफॉर्मेंस बढ़ाना

- उपयुक्त व्यायाम:
- स्ट्रेंथ और कार्डियो का मिश्रण
- प्लायोमेट्रिक्स और स्पोर्ट्स

निष्कर्ष

हर व्यक्ति की उम्र, लिंग और शरीर अलग होता है – और इसी अनुसार उसके व्यायाम की दिशा तय होनी चाहिए। जिम कोई प्रतियोगिता नहीं, बल्कि आत्मविकास की प्रयोगशाला है। व्यायाम का सही चयन ही आपको दीर्घकालिक स्वास्थ्य और सुरक्षित फिटनेस प्रदान कर सकता है।

> “ व्यायाम वहीं उपयुक्त है, जो आपकी उम्र, क्षमता और शरीर की भाषा समझकर किया जाए। ”

अध्याय - 8

कूलिंग डाउन: व्यायाम के बाद शरीर और मन की शांति की वैज्ञानिक प्रक्रिया

Cooling Down: The Scientific Process of Relaxing Body and Mind After Exercise

कूलिंग डाउन: व्यायाम के बाद शरीर और मन की शांति की वैज्ञानिक प्रक्रिया

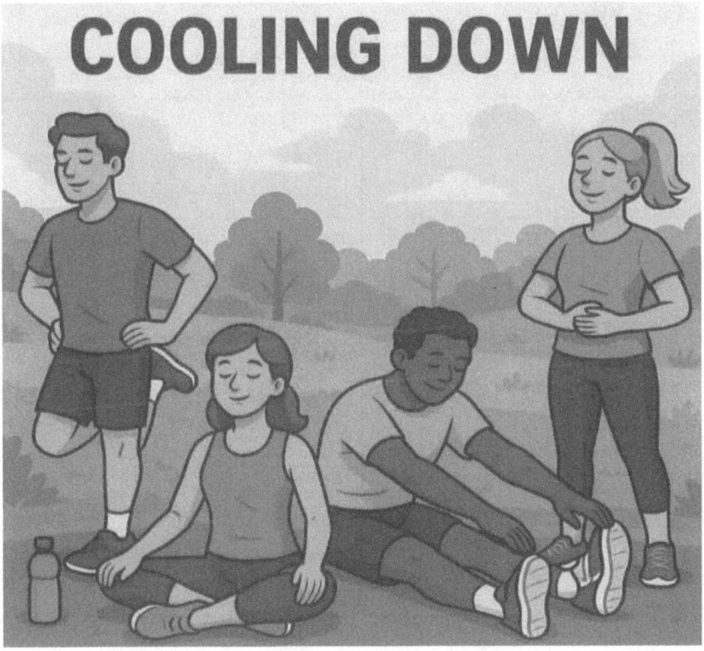

○ भूमिका

व्यायाम केवल शरीर को सक्रिय करने का माध्यम नहीं, बल्कि एक संपूर्ण स्वास्थ्य चक्र है। इस चक्र की समाप्ति कूलिंग डाउन से होती है। यदि कसरत एक चढ़ाव है, तो कूलिंग डाउन वह पुल है जो हमें सुरक्षित रूप से फिर से जमीन पर लाता है। यह शरीर को तनाव से मुक्त करने, मांसपेशियों को आराम देने, और मानसिक शांति लौटाने का स्वाभाविक चरण है।

○ कूलिंग डाउन क्या है?

कूलिंग डाउन का अर्थ है – व्यायाम के बाद शरीर को धीरे-धीरे सामान्य अवस्था में लाने की प्रक्रिया, जिसमें शारीरिक, श्वसन और मानसिक स्तर पर पुनः संतुलन स्थापित किया जाता है।

○ कूलिंग डाउन के विस्तारित और व्यवहारिक चरण

> 👉 प्रत्येक चरण का समय 2-5 मिनट तक रखा जा सकता है, आवश्यकता और कसरत की तीव्रता के अनुसार।

चरण	विवरण
1. धीमी गति की हल्की गतिविधि	जैसे - जगह पर धीरे-धीरे चलना, धीमी जॉगिंग या साइकलिंग। इससे दिल की गति क्रमशः कम होती है।
2. डायनामिक से स्टैटिक स्ट्रेचिंग	कंधे, जांघ, पिंडली, पीठ और गर्दन की मांसपेशियों की धीरे-धीरे स्ट्रेचिंग, बिना झटकों के।
3. सांसों का संतुलन	गहरी और नियंत्रित सांसें, विशेषकर अनुलोम-विलोम, शीतली या भ्रामरी जैसे प्राणायाम।
4. सावधानीपूर्वक जल सेवन	व्यायाम के तुरंत बाद अधिक मात्रा में पानी पीना उचित नहीं। केवल 2-3 घूंट सामान्य तापमान का पानी लें। ठंडा या बर्फीला पानी ना लें।
5. माइंडफुल रेस्ट	शांत बैठना, आंखें बंद कर ध्यान, शवासन, योगनिद्रा, या हल्की आत्मनिरीक्षण की स्थिति अपनाना।
6. चेहरे व शरीर को पोंछना	शरीर से पसीना धीरे-धीरे सुखायें, तौलिये से थपथपाकर पोंछें। सीधा पंखे या ए.सी. के नीचे ना बैठें।
7. हल्का फल या ड्राई फ्रूट	5-10 मिनट बाद यदि ज़रूरत हो तो केला, किशमिश, छुहारा, खजूर या एक-दो बादाम लिए जा सकते हैं।

8. धीमी-धीमी हल्की बातचीत	जिम के बाद शांति से बैठकर हल्की-फुल्की बातचीत करना भी मानसिक शांति का हिस्सा हो सकता है।

◇ क्यों है कूलिंग डाउन अनिवार्य?

कारण	प्रभाव
☑ हृदय गति और रक्त प्रवाह को नियंत्रित करता है	चक्कर और बेहोशी से बचाव
☑ मांसपेशियों की थकावट व जकड़न घटाता है	DOMS (Delayed Onset Muscle Soreness) कम होता है
☑ ऑक्सीजन व CO_2 का संतुलन	फेफड़े व श्वसन प्रणाली को सामान्य करता है
☑ मानसिक संतुलन	ध्यान से तनाव कम होता है और व्यायाम का असर लंबे समय तक टिकता है
☑ जल स्तर की बहाली	सीमित पानी शरीर को डिहाइड्रेशन से बचाता है, पाचन पर असर नहीं डालता
☑ कार्यक्षमता में सुधार	लगातार करने से शरीर की रिकवरी पावर बढ़ती है

◇ अगर कूलिंग डाउन न किया जाए तो:

- 1. चक्कर आना या रक्तचाप गिरना
- 2. मांसपेशियों में जकड़न या अकड़न
- 3. थकावट, सिरदर्द या घबराहट
- 4. नींद में बाधा या बेचैनी
- 5. लैक्टिक एसिड के कारण मांसपेशी में दर्द
- 6. मानसिक थकावट - ऊर्जाहीन अनुभव

◇ विशेष सावधानियाँ

- व्यायाम के तुरन्त बाद अधिक मात्रा में पानी न पीएँ। केवल 2-3 घूंट पर्याप्त हैं।
- बर्फीला या बहुत ठंडा पानी शरीर पर विपरीत प्रभाव डाल सकता है।
- स्ट्रेचिंग करते समय झटके से बचें।
- ध्यान करते समय शांति और अंधकारयुक्त स्थान चुनें।
- शरीर पर पसीना सूखने से पहले एसी के नीचे न बैठें।

○ निष्कर्ष

> "व्यायाम जितना ज़रूरी है, उसे पूर्ण करना और भी ज़रूरी है - और कूलिंग डाउन ही उसका समापन है।"

कूलिंग डाउन को नज़रअंदाज़ करना उस भोजन की तरह है जिसमें स्वाद तो हो, लेकिन पाचन न हो। यह न केवल आपके व्यायाम को पूर्ण करता है, बल्कि उसे सुरक्षित और प्रभावी भी बनाता है। शरीर और मन को सहेजने का यह अंतिम पड़ाव, एक स्वस्थ जीवनशैली की दिशा में निर्णायक कदम है।

अध्याय 9

गलत फॉर्म और ओवर ट्रेनिंग के खतरे

Wrong Form & Overtraining Hazards

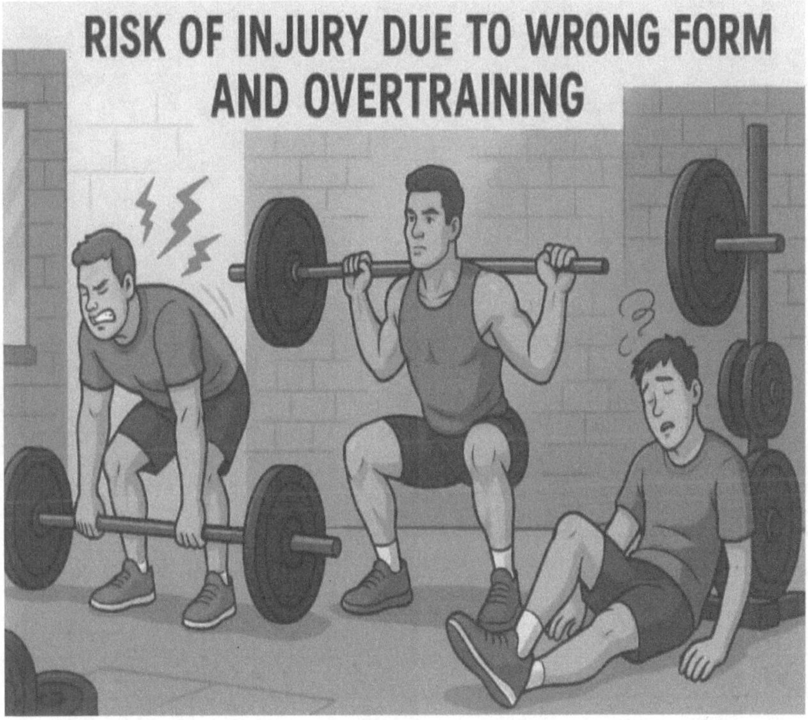

परिचय

बहुत से लोग जिम में जोश में आकर या बिना सही जानकारी के ऐसी गलतियाँ कर बैठते हैं जिनका असर लंबे समय तक शरीर को झेलना पड़ता है। गलत फॉर्म (गलत ढंग से व्यायाम करना) और ओवर ट्रेनिंग (अत्यधिक व्यायाम करना) दोनों ही शरीर के लिए नुकसानदायक हैं। यह अध्याय बताएगा कि ये गलतियाँ क्या हैं, इनके क्या दुष्परिणाम हैं और इनसे कैसे बचा जा सकता है।

1. गलत फॉर्म क्या है? (What is Wrong Form?)

परिचय

जब आप किसी एक्सरसाइज को सही तरीके, कोण या तकनीक से न करें तो वह "गलत फॉर्म" कहलाती है।

- उदाहरण:
- डेडलिफ्ट करते समय पीठ का झुकना
- पुशअप में कोहनी का फैलाव गलत दिशा में
- बेंच प्रेस में गर्दन का दबाव लेना
- गलत फॉर्म के कारण:
- ट्रेनर की अनुपस्थिति या गलत मार्गदर्शन
- जल्दी परिणाम की इच्छा में जल्दबाज़ी
- दूसरों की नकल करना
- मोबाइल या बातचीत में ध्यान भटकना
- गलत फॉर्म के परिणाम:

समस्या	विवरण
रीढ़ की चोट	झुकी हुई पीठ से लिफ्ट करने पर
घुटनों में दर्द	स्क्वाट या लेग प्रेस गलत ढंग से करने पर
कंधे की मोच	शोल्डर प्रेस में तकनीकी गलती से
मांसपेशी फट जाना	अधिक वज़न को गलत ढंग से उठाने पर

2. ओवर ट्रेनिंग क्या है? (What is Overtraining?)

जब व्यक्ति शरीर की क्षमता से ज़्यादा और पर्याप्त विश्राम के बिना लगातार व्यायाम करता है, तो वह ओवर ट्रेनिंग कहलाती है।

- ओवर ट्रेनिंग के लक्षण:
- हर समय थकान महसूस होना
- नींद न आना
- शरीर में बार-बार चोट लगना
- भूख कम लगना

- चिड़चिड़ापन और तनाव
- प्रदर्शन में गिरावट (वर्कआउट में फॉर्म खराब हो जाना)
- शरीर पर प्रभाव:

अंग / प्रणाली	प्रभाव
हॉर्मोनल सिस्टम	टेस्टोस्टेरोन में गिरावट, कोर्टिसोल में वृद्धि
मांसपेशियाँ	रिकवरी धीमी, विकास रुक जाना
मानसिक स्थिति	डिप्रेशन, एंग्ज़ायटी
प्रतिरक्षा प्रणाली	संक्रमण और बुखार की संभावना बढ़ना

3. गलतियों से कैसे बचें? (How to Prevent These Issues)

- ☑ सही फॉर्म के लिए:
- किसी प्रमाणित ट्रेनर से व्यायाम सीखें
- शुरू में हल्के वज़न से शुरुआत करें
- दर्पण के सामने अभ्यास करें ताकि अपने हावभाव देख सकें
- वीडियो देखकर भी तकनीक को समझा जा सकता है
- एक्सरसाइज में क्वालिटी को प्राथमिकता दें, मात्रा को नहीं
- ☑ ओवर ट्रेनिंग से बचने के उपाय:
- सप्ताह में कम से कम 1-2 दिन पूरा विश्राम दें (Rest Day)
- एक मांसपेशी समूह को दो बार से अधिक न ट्रेन करें
- हर 6-8 हफ्ते में एक 'deload week' रखें (हल्के अभ्यास का सप्ताह)
- सही डाइट और पर्याप्त नींद को प्राथमिकता दें
- जब थकावट ज़्यादा हो, तो एक्सरसाइज कम करें, ना कि बढ़ाएं

4. विशेष सुझाव (Bonus Tips)

- "No pain, no gain" का मतलब 'बेवजह दर्द झेलना नहीं है', बल्कि सही मेहनत करना है।
- यदि शरीर संकेत दे रहा है कि अब रुकना चाहिए, तो उसे अनदेखा न करें।
- जो फॉर्म आपके लिए सुरक्षित है, वही आपके लिए सही है - दूसरों की कॉपी न करें।

निष्कर्ष

> गलत फॉर्म और ओवर ट्रेनिंग - दोनों ही ऐसी चुपचाप होने वाली भूलें हैं जो लंबे समय बाद भारी कीमत वसूलती हैं।

जिम जाने का उद्देश्य शरीर को स्वस्थ बनाना है, बीमार या घायल करना नहीं। यदि आप सावधानीपूर्वक, संतुलित और सही तकनीक से व्यायाम करेंगे, तभी आपको स्थायी और सुरक्षित लाभ मिलेंगे।

> “ व्यायाम की सफलता शक्ति से नहीं, समझ से तय होती है। ”

अध्याय 10

जिम में मोबाइल फोन के दुष्प्रभाव

(Harmful Effects of Mobile Phone Use in the Gym)

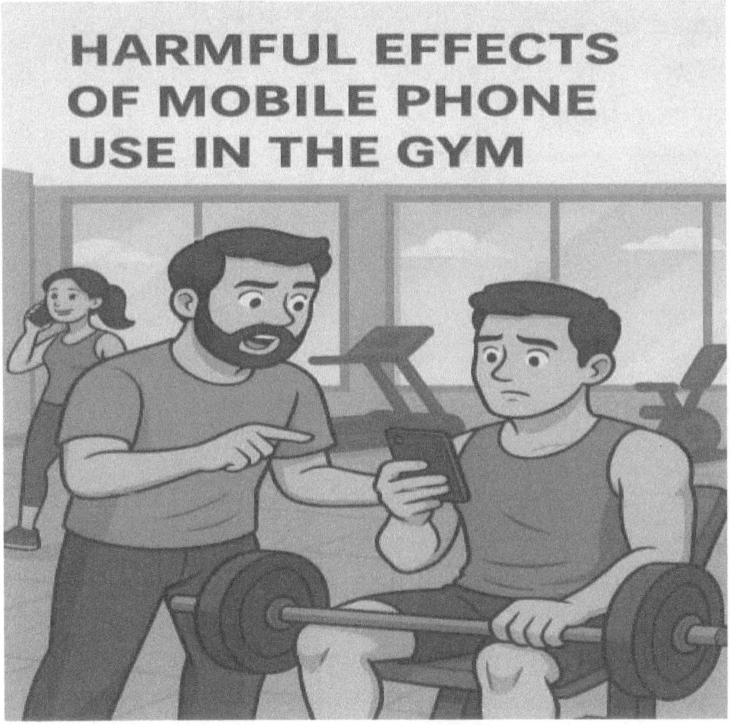

परिचय

आज का युग स्मार्टफोन का है। चाहे संगीत सुनना हो, वीडियो बनाना हो, या सोशल मीडिया चलाना हो - मोबाइल हर जगह हमारे साथ रहता है। परंतु जिम के भीतर इसका अत्यधिक और अनियंत्रित प्रयोग आपके स्वास्थ्य, एकाग्रता और सुरक्षा - तीनों के लिए खतरनाक हो सकता है।

यह अध्याय जिम में मोबाइल फोन के उपयोग से होने वाले नुकसान, उसके कारणों और उनसे बचने के उपायों पर केन्द्रित है।

1. व्यायाम के दौरान ध्यान भटकाना (Distraction During Workout)

मोबाइल का प्रयोग जिम में सबसे बड़ा ध्यान भटकाने वाला कारण बन चुका है।

जब व्यक्ति सेट के बीच कॉल उठाता है, चैट करता है या सोशल मीडिया स्क्रॉल करता है, तो उसकी:

- मानसिक एकाग्रता टूट जाती है
- बॉडी-माइंड कनेक्शन बाधित होता है
- फॉर्म पर से ध्यान हटता है
- एक्सरसाइज की गुणवत्ता गिरती है

" एक सेकंड का ध्यान भटकाव - भारी वज़न उठाते समय गंभीर चोट का कारण बन सकता है। "

2. चोट और दुर्घटना का खतरा (Injury Risk Due to Inattention)

मोबाइल चलाते समय कोई व्यक्ति यदि भारी वज़न उठाने का प्रयास करे या मशीन का उपयोग करे, तो चोट लगने की संभावना कई गुना बढ़ जाती है।

उदाहरण:

- चलती ट्रेडमिल पर मोबाइल देखकर गिर जाना
- स्क्वाट या डेडलिफ्ट करते समय ध्यान हटना
- मोबाइल पर व्यस्त होने से दूसरों की गिरती डम्बल से बचाव न कर पाना

3. दूसरों को असुविधा और असम्मान (Disturbing Others)

फोन की घंटी, ज़ोर से बात करना, या स्पीकर पर म्यूज़िक सुनना - ये सभी दूसरों के वर्कआउट में व्यवधान डालते हैं।

किसी की वीडियो रिकॉर्डिंग करना, उनकी मर्जी के बिना - यह निजता का उल्लंघन है और जिम के नियमों के खिलाफ भी।

4. प्रगति में रुकावट (Obstructs Workout Efficiency)

मोबाइल से होने वाले रुकावट के कारण:

प्रभाव	परिणाम
सेट के बीच ज़्यादा देर	मांसपेशियों पर टैंशन कम होता है
समय बर्बाद	एक्सरसाइज की निरंतरता टूटती है
शरीर गर्म होकर ठंडा हो जाता है	चोट का खतरा बढ़ता है

5. मोबाइल निर्भरता और मानसिक तनाव

जिम एक मानसिक ध्यान और आत्म-समर्पण का स्थान है। मोबाइल पर बार-बार ध्यान देना मानसिक अशांति और चिंता को बढ़ावा देता है। यह तनाव, जलन, दूसरों से तुलना, और आत्म-संदेह का कारण बन सकता है।

6. सोशल मीडिया दिखावे की लत (Addiction to Show-Off)

आजकल कई लोग वर्कआउट से ज़्यादा उसका वीडियो या सेल्फी लेने में समय लगाते हैं।

- कैमरे के लिए पोज़ बनाना असली ट्रेनिंग का हिस्सा नहीं है
- गलत ढंग से वज़न उठाकर वीडियो बनाना दिखावे के चक्कर में दुर्घटना को आमंत्रित करता है
- "लाइक" और "फॉलोअर" की चिंता ट्रेनिंग से ज़्यादा अहमियत ले लेती है

7. समाधान और सुझाव (Solutions & Suggestions)

✅ मोबाइल उपयोग को सीमित करें:

- यदि म्यूज़िक ज़रूरी हो तो वर्कआउट प्लान बना कर रखें, ताकि बार-बार स्क्रीन न देखनी पड़े
- कॉल्स और चैट को वर्कआउट के बाद देखें
- जरूरी होने पर "डू नॉट डिस्टर्ब" मोड रखें

✅ जिम की मर्यादा बनाए रखें:

- सार्वजनिक स्थान पर शांति बनाए रखें
- दूसरों की निजता और जगह का सम्मान करें
- जरूरत पड़ने पर ही किसी वीडियो की रिकॉर्डिंग करें - वो भी अनुमति लेकर

✅ अपने लिए सोचें:

- जिम में आपका समय आपके शरीर और मन के लिए है, न कि दुनिया को दिखाने के लिए
- ध्यान, आत्म-निरीक्षण और अनुशासन - यही असली फिटनेस की बुनियाद हैं

निष्कर्ष

मोबाइल फोन एक उपयोगी साधन है, परन्तु जिम में उसका गलत या अत्यधिक उपयोग आपके शरीर, आपकी मानसिकता और आपके लक्ष्यों - तीनों को नुकसान पहुँचा सकता है। व्यायाम का समय "डिजिटल डिटॉक्स" का अवसर होना चाहिए, न कि एक और डिजिटल अड्डा।

“ जिम में मोबाइल नहीं, मन लगाइए - तभी शरीर बदलेगा, जीवन बदलेगा। ”

अध्याय 11

कसरत से पहले, दौरान और बाद की खानपान आदतें

(Pre, During & Post-Workout Nutrition Habits)

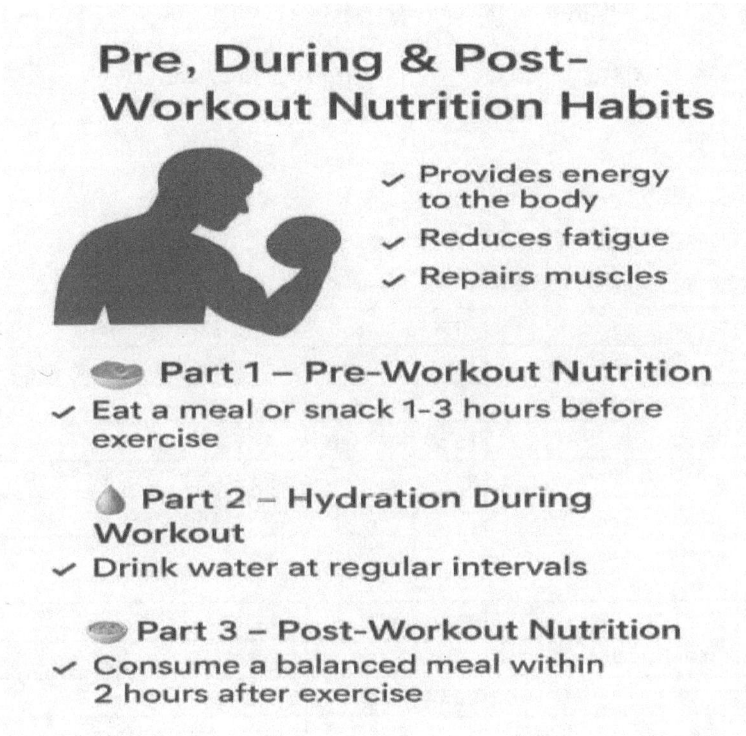

◆ भूमिका: "बॉडी जिम में नहीं, किचन में बनती है।" यह कथन दर्शाता है कि व्यायाम जितना ज़रूरी है, उतना ही सही समय पर पोषण लेना भी आवश्यक है। व्यायाम का प्रभाव केवल जिम में बिताए समय पर नहीं, बल्कि उस समय के आसपास की खानपान आदतों पर निर्भर करता है।

सही पोषण:

- शरीर को ऊर्जा देता है

- थकान को कम करता है
- मांसपेशियों की मरम्मत करता है
- संपूर्ण स्वास्थ्य को बढ़ाता है

इस अध्याय में हम जानेंगे कि कसरत से पहले, दौरान और बाद में क्या खाना-पिना चाहिए, क्या नहीं, और कब करना उपयुक्त होता है।

भाग 1 - कसरत से पहले क्या खाएं (Pre-Workout Nutrition)

समय:

- कसरत से 2.5-3 घंटे पहले यदि भारी भोजन किया हो (जैसे दोपहर का खाना)
- 45-60 मिनट पहले हल्का और ऊर्जा देने वाला भोजन करें
- 30 मिनट पहले तरल पदार्थ (जैसे पानी, नारियल पानी)

आहार	समय	लाभ
ओट्स, दलिया, ब्राउन ब्रेड	1 घंटा पहले	जटिल कार्बोहाइड्रेट
केला + मूंगफली मक्खन	45 मिनट पहले	त्वरित ऊर्जा
दही या दूध	45-60 मिनट पहले	हल्का प्रोटीन स्रोत
स्प्राउट्स / मूंग चीला	1 घंटा पहले	शाकाहारी प्रोटीन
2-3 खजूर + नारियल पानी	30 मिनट पहले	ग्लूकोज व इलेक्ट्रोलाइट्स

क्या पिएं:

पेय	समय	विशेष लाभ
सादा पानी (गुनगुना)	30 मिनट पहले	हाइड्रेशन
नारियल पानी	30 मिनट पहले	इलेक्ट्रोलाइट्स
ग्रीन टी / ब्लैक कॉफी (बिना शक्कर)	20-30 मिनट पहले	हल्की उत्तेजना, फैट बर्निंग

> ✕ क्या न खाएं:

- तले-भुने, बहुत मसालेदार या भारी भोजन
- बहुत ठंडे पेय पदार्थ
- खाली पेट भारी व्यायाम (विशेष रूप से वेट ट्रेनिंग)

> ✕ रात के खाने के तुरंत बाद वर्कआउट न करें।

☑ केवल 5 से 10 मिनट हल्की वॉक कर सकते हैं (धीरे चलना - पाचन के लिए लाभकारी होता है)।

भाग 2 - कसरत के दौरान क्या पिएं (Hydration During Workout)

☑ क्या पिएं और कितना?

तरल	कब और कितना
सादा पानी	हर 15-20 मिनट में 1-2 घूंट
इलेक्ट्रोलाइट पानी (घरेलू)	यदि ज़्यादा पसीना हो

> ✕ बड़ी मात्रा में एक साथ पानी न पिएं।

✕ वर्कआउट के तुरंत बाद 1-2 गिलास पानी पीना नुकसानदायक हो सकता है - इससे चक्कर, मतली, भारीपन हो सकता है।

भाग 3 - कूलिंग डाउन का महत्व

> कसरत खत्म होते ही तुरंत बैठना, लेटना या अधिक पानी पीना शरीर के लिए हानिकारक हो सकता है। इसके बजाय 5-10 मिनट तक हल्की स्ट्रेचिंग, गहरी सांसें, और धीरे-धीरे शरीर को शांत अवस्था में लाना जरूरी है।

फायदे:

- दिल की धड़कन सामान्य होती है
- रक्त प्रवाह संतुलित होता है
- मांसपेशियों की जकड़न कम होती है
- पाचन के लिए शरीर तैयार होता है

भाग 4 - कसरत के बाद क्या खाएं (Post-Workout Nutrition)

⏱ समय:

- पानी: कूलिंग डाउन के बाद, 5-10 मिनट बाद
- हल्का स्नैक (प्रोटीन + कार्ब): 20-30 मिनट बाद
- मुख्य भोजन: लगभग 1 घंटे बाद

आहार	लाभ
दूध + भीगे बादाम	कैल्शियम व प्रोटीन
अंडा + टोस्ट	रिकवरी प्रोटीन
मूंग दाल खिचड़ी	हल्का, पौष्टिक
दाल + ब्राउन राइस	शाकाहारी पूर्ण प्रोटीन
स्मूदी (दूध + केला + पीनट बटर)	ऊर्जा पुनः प्राप्त करने के लिए
तरल	उद्देश्य

गुनगुना पानी	सामान्य हाइड्रेशन
नींबू पानी / नारियल पानी	इलेक्ट्रोलाइट संतुलन
छाछ / पतली लस्सी	पाचन सहयोगी

> ❌ क्या न खाएं:

- बर्फ वाला पानी या कोल्ड ड्रिंक
- केवल प्रोटीन, बिना कार्ब
- बहुत तैलीय या जंक फूड

⚠ भाग 5 - प्रोटीन सप्लीमेंट और स्टेरॉइड से जुड़ी सावधानियाँ

🔍 प्रोटीन पाउडर:

- हमेशा FSSAI, GMP, ISO Certified ब्रांड का प्रयोग करें
- लोकल, अनब्रांडेड या जिम से बेचे जाने वाले प्रोडक्ट न लें
- अत्यधिक स्वाद वाले और बहुत सस्ते प्रोडक्ट से सावधान रहें

🚫 स्टेरॉइड का खतरा:

असर	नुकसान
मांसपेशी तेजी से बनती है	हार्मोन सिस्टम बिगड़ता है
दिखने में बढ़ोतरी	अंदरूनी अंगों पर दबाव
पुरुषों में	यौन कमजोरी, गंजापन
महिलाओं में	आवाज भारी, अनियमित मासिक

🌿 प्राकृतिक प्रोटीन स्रोत

शाकाहारी	मांसाहारी
दूध, दही, पनीर	अंडा, चिकन, मछली
अंकुरित मूंग/चना	ग्रिल्ड चिकन, सूप
मूंगफली, अलसी, तिल	उबला अंडा, मछली करी

🔚 निष्कर्ष:

कसरत की सफलता केवल वजन उठाने और पसीना बहाने में नहीं है, बल्कि उसके पहले और बाद की खानपान समझ में छिपी होती है। सही समय, सही मात्रा और सही प्रकार का पोषण ही ऊर्जा, शक्ति और परिणाम लाता है।

"बॉडी जिम में नहीं, किचन में बनती है" – इस बात को जीवन में अपनाएं।

अध्याय 12

स्ट्रेचिंग का महत्व और सही तरीका

(Importance of Stretching and Correct Method)

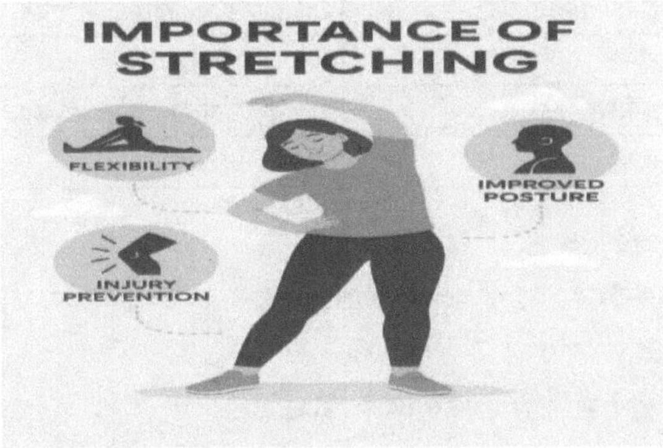

परिचय

आजकल के व्यस्त जीवन और जिम आधारित फिटनेस कल्चर में लोग अक्सर "स्ट्रेचिंग" को या तो नज़रअंदाज़ कर देते हैं या उसे सिर्फ 'वार्मअप' का हिस्सा मान लेते हैं। जबकि सच यह है कि स्ट्रेचिंग स्वस्थ मांसपेशियों, बेहतर लचीलापन और चोटों से सुरक्षा के लिए उतना ही आवश्यक है जितना की वज़न उठाना या कार्डियो करना। इस अध्याय में हम जानेंगे:

- स्ट्रेचिंग क्या है
- इसके प्रकार
- सही समय
- और कैसे इसे नियमित आदत में शामिल किया जाए।

1. स्ट्रेचिंग क्या है?

स्ट्रेचिंग का अर्थ है मांसपेशियों और जोड़ो को धीरे-धीरे खींचकर उनकी लचक (flexibility) को बढ़ाना और उन्हें आराम देना। यह व्यायाम से पहले और बाद में शरीर को सुरक्षित रखने का एक बेहद जरूरी हिस्सा है।

2. स्ट्रेचिंग के लाभ

लाभ	विवरण

☑ लचीलापन बढ़े	शरीर ज़्यादा गतिशील और फुर्तीला बनता है
☑ जोड़ों की कार्यक्षमता	जॉइंट्स स्मूद और बिना रुकावट के चलते हैं
☑ मांसपेशियों का तनाव घटे	थकावट और अकड़न से राहत
☑ रक्त प्रवाह बढ़े	रिकवरी में सहायता
☑ चोट का जोखिम घटे	अचानक खिंचाव, मोच से बचाव
☑ मुद्रा में सुधार	बॉडी पॉश्चर बेहतर होता है

3. स्ट्रेचिंग के प्रकार

◆ डायनामिक स्ट्रेचिंग (Dynamic Stretching): गति के साथ किया जाने वाला स्ट्रेच, व्यायाम से पहले उपयोगी।

उदाहरण: लेग स्विंग्स, आर्म सर्कल्स, लंज ट्विस्ट

◆ स्टैटिक स्ट्रेचिंग (Static Stretching): एक स्थिति में रुक कर की जाने वाली स्ट्रेचिंग, व्यायाम के बाद उपयोगी।

उदाहरण: हैमस्ट्रिंग स्ट्रेच, क्वाड्रिसेप स्ट्रेच, कंधे की स्ट्रेच

◆ PNF स्ट्रेचिंग (Proprioceptive Neuromuscular Facilitation): थोड़ी जटिल तकनीक होती है जो ट्रेनर की सहायता से की जाती है। उन्नत स्तर पर रिकवरी और फ्लेक्सिबिलिटी के लिए।

4. स्ट्रेचिंग कब करें?

🕒 व्यायाम से पहले: डायनामिक स्ट्रेच से शरीर को गर्म करने में मदद

🕐 व्यायाम के बाद: स्टैटिक स्ट्रेच से मांसपेशियों को आराम और रिकवरी

🛏 सुबह उठते ही: दिनभर के लचीलापन और स्फूर्ति के लिए उपयोगी

🧘 योग या ध्यान से पहले: शरीर व मन को तैयार करने हेतु

5. सही तरीके से स्ट्रेचिंग कैसे करें?

☑ नियम:

- धीरे-धीरे स्ट्रेच करें, झटके न दें
- सांस को सामान्य रखें
- हर स्ट्रेच को 15-30 सेकंड तक होल्ड करें

• दर्द के स्तर तक कभी न जाएं, हल्का खिंचाव ही लक्ष्य हो

• संतुलन बनाए रखें (बाएं और दाएं दोनों तरफ समान स्ट्रेच)

6. गलत स्ट्रेचिंग से नुकसान

✕ गलती	⦸ संभावित हानि
बिना वार्मअप स्ट्रेच करना	मांसपेशी खिंचाव या मोच
ज़्यादा जोर लगाना	जोड़ों को नुकसान
गलत पोजीशन	रीढ़ या गर्दन में दर्द
समय से पहले छोड़ देना	लाभ नहीं मिलता

7. स्ट्रेचिंग का उदाहरण - एक साधारण रूटीन (Post-Workout)

मांसपेशी समूह	स्ट्रेच का नाम	समय
हैमस्ट्रिंग	फॉरवर्ड बेंडिंग स्ट्रेच	30 सेकंड
क्वाड्रिसेप	खड़े होकर पंजा पकड़ना	30 सेकंड
पीठ	कैट-काउ पोज	20-30 सेकंड
कंधे	आर्म क्रॉस स्ट्रेच	20 सेकंड
छाती	दीवार के सहारे छाती खोलना	30 सेकंड

8. विशेष सावधानियाँ

• जिन लोगों को रीढ़, घुटनों या गर्दन में पुरानी समस्या हो, वे किसी प्रशिक्षित ट्रेनर की देखरेख में ही स्ट्रेचिंग करें

• स्ट्रेचिंग को भी व्यायाम की तरह गंभीरता से लें – ये सिर्फ फॉर्मेलिटी नहीं है

9. निष्कर्ष

स्ट्रेचिंग एक 'रिकवरी टूल' नहीं बल्कि 'एक्सरसाइज़ का अनिवार्य भाग' है। यह आपके व्यायाम को संतुलन, लचीलापन और दीर्घकालिक लाभ देता है। एक अच्छा जिम ट्रेनर वह होता है जो स्ट्रेचिंग को उतनी ही प्राथमिकता देता है जितनी वेट ट्रेनिंग को।

> " जो मांसपेशियों को फैलाना जानता है, वही ताकत से खेलना जानता है। "

अध्याय 13

मांसपेशियों की रिकवरी और नींद का महत्व

(Muscle Recovery and Importance of Sleep)

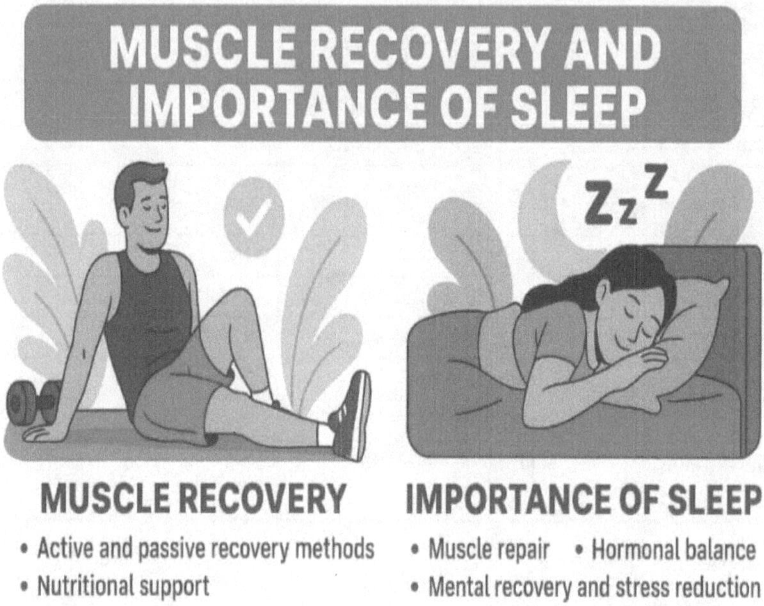

परिचय

जब हम जिम में कसरत करते हैं, तो असल में हम अपनी मांसपेशियों को "तोड़ते" हैं – यानी उनमें सूक्ष्म स्तर पर माइक्रो-टियर (सूक्ष्म क्षति) होती है। असल मांसपेशियों की वृद्धि तब होती है जब हम उन्हें ठीक से आराम (recovery) और भरपूर नींद देते हैं। यह अध्याय समझाता है कि क्यों "रिकवरी" और "नींद" किसी भी व्यायामी (gym-goer) के लिए उतनी ही महत्वपूर्ण है जितनी वज़न उठाना।

1. रिकवरी क्या है?

रिकवरी का अर्थ है व्यायाम के बाद मांसपेशियों को आराम, पोषण और समय देना ताकि वे और अधिक मज़बूत होकर पुनर्निर्मित हो सकें।

2. मांसपेशी रिकवरी के प्रकार

प्रकार	विवरण
☑ Active Recovery	हल्के व्यायाम जैसे वॉकिंग, योग या स्विमिंग।
☑ Passive Recovery	पूरा विश्राम, नींद या आरामदायक स्थिति।
☑ Stretching Recovery	स्ट्रेचिंग, फोम रोलिंग, जिससे खिंचाव और दर्द कम हो।
☑ Nutritional Recovery	प्रोटीन, अमीनो एसिड और इलेक्ट्रोलाइट्स का संतुलन।
☑ Sleep Recovery	भरपूर और गहरी नींद जो शरीर को पुनर्निर्मित करती है।

3. नींद का महत्व (Importance of Sleep)

बिंदु	विवरण
🌙 Muscle Repair	नींद के दौरान ग्रोथ हार्मोन रिलीज होता है जो मांसपेशियों की मरम्मत करता है।
🌙 Hormonal Balance	टेस्टोस्टेरोन, कोरटिसोल जैसे हार्मोन नींद से संतुलित रहते हैं।
🌙 Mental Recovery	मानसिक तनाव कम होता है जिससे व्यायाम में फोकस बेहतर होता है।
🌙 Energy Recharge	नींद शरीर की ऊर्जा (glycogen storage) को पुनः भरती है।

4. रिकवरी न करने से क्या नुकसान हो सकते हैं?

✕ लापरवाही	🚫 दुष्परिणाम
लगातार वर्कआउट	ओवरट्रेनिंग सिंड्रोम।
कम नींद	थकान, चिड़चिड़ापन, ग्रोथ रुक जाना।
बिना आराम	इंजरी, मांसपेशियों का क्षय।
तनाव	हार्मोनल असंतुलन, मोटापा।

5. नींद की आदर्श मात्रा

जिनका जिम शेड्यूल तीव्र होता है, उन्हें कम से कम 8 घंटे की नींद अत्यंत आवश्यक है।

आयु वर्ग	नींद का समय

किशोर (14-17 वर्ष)	8-10 घंटे
वयस्क (18-64 वर्ष)	7-9 घंटे
सीनियर (65+ वर्ष)	7-8 घंटे

6. रिकवरी को बेहतर बनाने के उपाय

✅ खाद्य पदार्थ जो रिकवरी में सहायक हैं:

- प्रोटीन रिच आहार: दूध, पनीर, दाल, अंडे, चिकन
- एंटीऑक्सीडेंट्स: ब्लूबेरी, टमाटर, हल्दी
- इलेक्ट्रोलाइट्स: नारियल पानी, केला, नींबू पानी
- पानी: हाइड्रेशन से थकान कम होती है।

✅ रिकवरी को सपोर्ट करने वाले उपाय:

- फोम रोलिंग
- मसाज
- आइस बाथ (गंभीर व्यायाम के बाद)
- एक्टिव रेस्ट डे – हल्की फिजिकल एक्टिविटी।

7. नींद की गुणवत्ता बढ़ाने के उपाय

उपाय	लाभ
🌙 सोने का नियमित समय	बॉडी क्लॉक सेट होती है।
🌙 सोने से पहले स्क्रीन से दूरी	मेलाटोनिन का उत्पादन बाधित नहीं होता।
🌙 शांत और अंधेरा वातावरण	डीप स्लीप में सहायता।
🌙 हल्का भोजन रात में	पाचन सहज होता है, नींद गहरी आती है।

8. विशेष सलाह:

- जिम में रिकवरी की संस्कृति बनाएं।
- हर जिम को "रिकवरी रूम", "फोम रोलिंग ज़ोन" या "कूल डाउन सेशन" देना चाहिए।
- जिम ट्रेनर को यह सिखाना चाहिए कि शरीर को सिर्फ मेहनत नहीं, आराम भी उतना ही जरूरी है।
- जिम में "नींद का महत्व" और "रेस्ट डे का अनुसरण" की सलाह नियमित दी जाए।

9. निष्कर्ष

"जिम जाकर कसरत करना ही काफी नहीं है, बल्कि उसके बाद का सही आराम और नींद ही असली ताकत बनाती है।"

रिकवरी केवल एक क्रिया नहीं, बल्कि हर व्यायामी की सफलता की बुनियाद है।

> “ आपकी मांसपेशियां तब नहीं बनती जब आप जिम में मेहनत करते हैं, बल्कि तब बनती हैं जब आप सोते हैं। ”

अध्याय 14

वर्जित आदतें - जिम के बाद क्या नहीं करना चाहिए

Forbidden Habits - What Not to Do After Gym

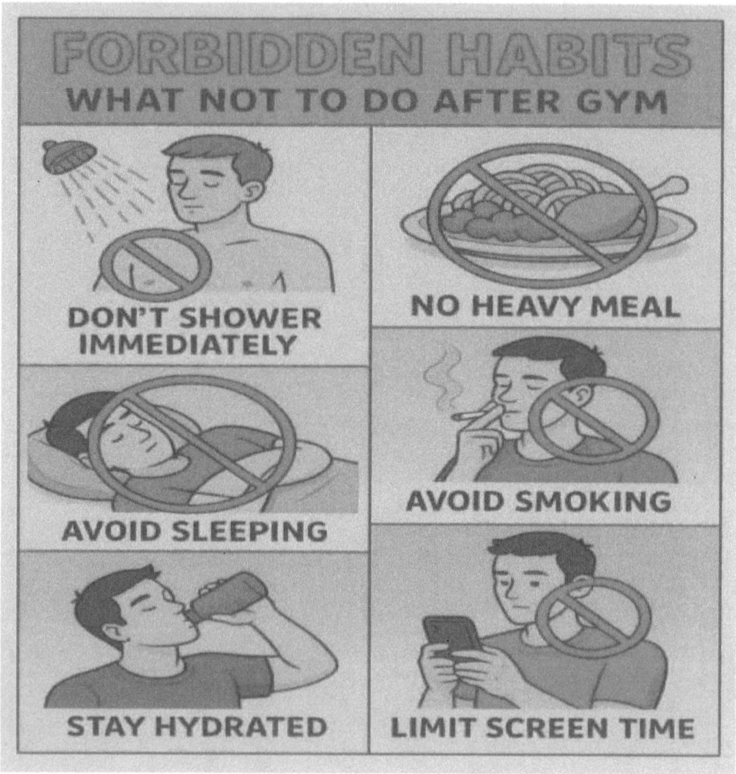

वर्जित आदतें - जिम के बाद क्या नहीं करना चाहिए

जैसे हर अच्छी दिनचर्या में कुछ "करने योग्य" बातें होती हैं, वैसे ही कुछ "न करने योग्य" आदतों से भी बचना जरूरी होता है। जिम या किसी भी प्रकार के शारीरिक व्यायाम के बाद यदि कुछ गलत आदतें अपनाई जाती हैं, तो उसका सीधा प्रभाव शरीर की रिकवरी, विकास और संपूर्ण स्वास्थ्य पर पड़ता है। आइए जानते हैं जिम या वर्कआउट के बाद किन आदतों से बचना आवश्यक है:

1. वर्कआउट के बाद तुरंत नहाना

बहुत से लोग पसीना निकलने के बाद तुरंत ठंडे पानी से नहा लेते हैं। यह आदत शरीर के तापमान में अचानक गिरावट लाती है, जिससे मांसपेशियों में खिंचाव, जकड़न या कभी-कभी झटका तक लग सकता है।

बदलावित वाक्य: यदि आप वर्कआउट कर चुके हैं, तब शरीर में पसीना, ऊर्जा की कमी और मांसपेशियों की थकावट होती है। ऐसे में बिना कुछ खाए या पानी पिए तुरंत नहाना या सोना शरीर को नुकसान पहुँचा सकता है। हालांकि, सामान्य स्थिति में, योग या दिन की शुरुआत में खाली पेट स्नान करना स्वास्थ्य के लिए लाभकारी होता है।

2. भारी भोजन या अधिक तेल-मसाले वाला आहार

वर्कआउट के बाद शरीर को संतुलित मात्रा में पोषण की जरूरत होती है। भारी, तैलीय या अत्यधिक मसालेदार भोजन न केवल पाचन को प्रभावित करता है, बल्कि थकावट भी बढ़ाता है।

3. तुरंत सो जाना या लेटना

वर्कआउट के तुरंत बाद शरीर को धीरे-धीरे ठंडा होने देना चाहिए। सीधा लेट जाना रक्तसंचार की सामान्य प्रक्रिया को बाधित कर सकता है। इससे थकावट बनी रहती है और मांसपेशियों की रिकवरी प्रभावित होती है।

4. स्मोकिंग या शराब सेवन

यह आदतें किसी भी हालत में शरीर को हानि पहुंचाती हैं, लेकिन वर्कआउट के बाद यह असर दोगुना हो जाता है क्योंकि तब शरीर की कोशिकाएं ज्यादा संवेदनशील होती हैं।

5. शरीर को हाइड्रेट न करना

पसीने के माध्यम से शरीर से इलेक्ट्रोलाइट्स और पानी बाहर निकल जाता है। वर्कआउट के बाद यदि पर्याप्त मात्रा में पानी या नींबू पानी न लिया जाए तो थकावट, चक्कर या ब्लड प्रेशर में गिरावट हो सकती है !

6. फिर से फोन या स्क्रीन में उलझ जाना

कई लोग वर्कआउट के तुरंत बाद मोबाइल या टीवी पर व्यस्त हो जाते हैं। यह मानसिक रूप से थकावट को बढ़ा सकता है और आंखों को भी नुकसान पहुंचा सकता है।

निष्कर्ष:

जिम के बाद शरीर एक संवेदनशील स्थिति में होता है। यदि इस समय सही व्यवहार और आदतें न अपनाई जाएं, तो व्यायाम का लाभ घट जाता है और नुकसान अधिक हो सकता है। अतः जिम के

बाद पर्याप्त जल लेना, शरीर को आराम देना, उचित आहार और मानसिक शांति बनाए रखना जरूरी है।

अध्याय 15

बॉडी बिल्डिंग नहीं, बॉडी बैलेंसिंग चाहिए!

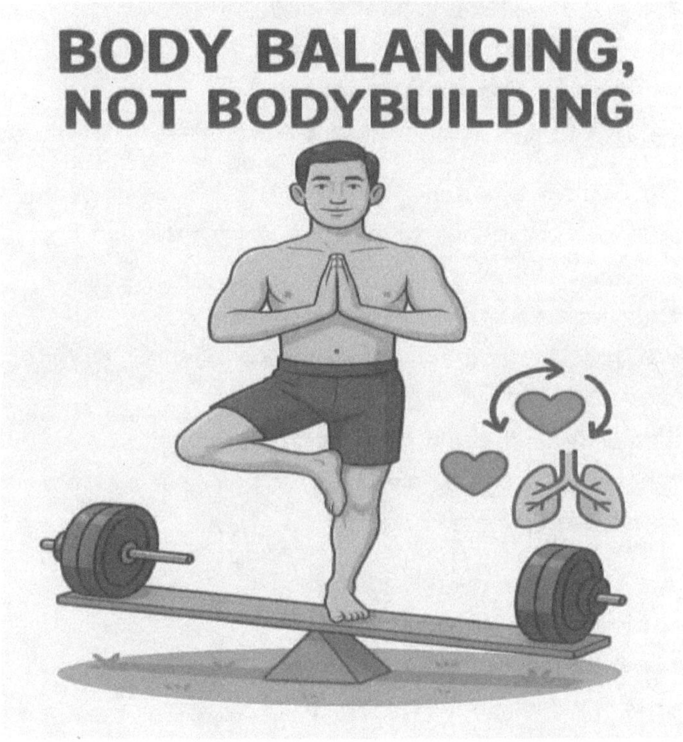

"शरीर की सच्ची ताकत, केवल आकार में नहीं, संतुलन, लचीलापन और स्वास्थ्य में छिपी होती है।"

◦ भूमिका

आज के युवाओं में जिम का एक बहुत ही लोकप्रिय आकर्षण बन चुका है – "बॉडी बनाना"। वे अक्सर अपने मित्रों या सोशल मीडिया की प्रेरणा से जिम में आते हैं और उनकी प्राथमिकता बन जाती है – बाइसेप्स, ट्राइसेप्स और छाती के मसल्स को बड़ा दिखाना। लेकिन क्या यही जिम का असली उद्देश्य है?

○ उद्देश्य का भ्रम: केवल आकार की दौड़

जिम में अधिकतर लोग जब शुरुआत करते हैं, तो उनका कोई स्पष्ट उद्देश्य नहीं होता। लेकिन कुछ समय के बाद वे खुद ही एक गलत धारणाओं की दौड़ में शामिल हो जाते हैं:

"मेरी बाइसेप्स 14 इंच की हो गई, अब 16 करनी है।"

"मेरे फ्रेंड की चेस्ट मुझसे बड़ी है, मुझे उससे आगे निकलना है।"

"मैंने एक महीने से जिम किया, फिर भी मसल्स नहीं बने।"

यह तुलना और बाहरी आकार को ही सफलता मानना एक ग़लत मानसिकता को जन्म देता है।

○ संतुलन की अनदेखी: शरीर का असंतुलित विकास

जब लक्ष्य केवल कुछ अंगों को आकार देना हो, तो शरीर का संतुलन बिगड़ जाता है। उदाहरण के लिए:

- ऊपरी शरीर अत्यधिक विकसित होता है, पर पैर पतले रह जाते हैं।
- आगे की मांसपेशियाँ (चेस्ट, बाइसेप्स) तो बनती हैं, लेकिन पीछे की (बैक, ट्रैप्स) कमजोर रह जाती हैं।
- केवल एक ओर के अंग (जैसे दाहिने हाथ की बाइसेप्स) को प्राथमिकता देना।

इससे शरीर की बनावट अजीब दिखने लगती है, और यह न केवल देखने में असंतुलित होता है, बल्कि भविष्य में चोटों का भी खतरा पैदा करता है।

○ जिम का वास्तविक उद्देश्य: मजबूती और समग्र स्वास्थ्य

जिम जाने का मुख्य उद्देश्य होना चाहिए:

- पूरे शरीर की शक्ति और संतुलन को विकसित करना।
- मांसपेशियों की कार्यक्षमता और लचीलापन बढ़ाना।
- कमर, पीठ, घुटनों और कंधों को मज़बूत बनाना।
- हृदय स्वास्थ्य और श्वसन क्षमता को बेहतर करना।
- तनाव, मानसिक दबाव और जीवनशैली संबंधी बीमारियों को नियंत्रित करना।

मसल्स का आकार अपने आप आता है, यदि आपका अभ्यास संतुलित, नियमित और उद्देश्यपूर्ण हो।

○ फ्लेक्सिबिलिटी: फिटनेस का अनिवार्य स्तम्भ

बहुत से लोग जब मेहनत करके मांसपेशियों का आकार बढ़ा लेते हैं, तो वे खुद को पूर्ण रूप से फिट समझने लगते हैं। बाइसेप्स उभरी हुई हो, छाती चौड़ी हो और पीठ चौड़ी दिखाई दे – यह देखने में आकर्षक ज़रूर लगता है, लेकिन फिटनेस का यह केवल एक हिस्सा है।

वास्तविक कमी तब समझ आती है जब मांसपेशियाँ तो मज़बूत होती हैं लेकिन शरीर में लचीलापन नहीं होता। इसके कारण:

- झुकने या घूमने में जकड़न महसूस होती है
- बैठने, दौड़ने और दौड़ते वक्त असहजता
- स्ट्रेचिंग न होने से मांसपेशियाँ सख्त हो जाती हैं
- चोट लगने की संभावना बढ़ जाती है

➤ समाधान:

- हर वर्कआउट से पहले और बाद में स्ट्रेचिंग करें
- हफ्ते में कम से कम 1-2 दिन योग या मोबिलिटी एक्सरसाइज़ करें
- सभी एक्सरसाइज़ को Full Range of Motion में करें

◦ Full Range of Motion क्या है?

Full Range of Motion (ROM) का मतलब होता है कि जब आप कोई व्यायाम करें, तो उसे उस अंग की पूरी स्वाभाविक गति सीमा में करें। उदाहरण:

- बाइसेप्स कर्ल में हाथ को नीचे से पूरी तरह सीधा कर फिर ऊपर तक लाना
- स्क्वाट में जांघों को ज़मीन के समांतर या नीचे तक ले जाना
- शोल्डर प्रेस में वजन को कंधे से सिर के ऊपर तक ले जाना

लाभ:

- मांसपेशियों का पूरा और संतुलित विकास
- लचीलापन और कार्यक्षमता बढ़ती है
- चोटों का खतरा कम होता है

◦ अनुभवी और वरिष्ठ वर्ग के लिए विशेष सन्देश

बड़े उम्र के लोग जब जिम आते हैं, तो उनका उद्देश्य होता है – घुटनों की मजबूती, पीठ को दर्दमुक्त बनाना, हड्डियों का स्वास्थ्य सुधारना और रोज़मर्रा के कार्यों के लिए शरीर को सक्षम बनाए रखना। उनका उदाहरण यह सिखाता है कि जिम केवल "बॉडी शो" नहीं है, बल्कि यह जीवन की गुणवत्ता बढ़ाने का माध्यम है।

◦ युवाओं के लिए चेतावनी और मार्गदर्शन

युवाओं को यह समझना होगा कि:

- मसल्स बढ़ाने की होड़ में वे स्टेरॉयड, सिंथॉल इंजेक्शन, या कृत्रिम पूरक का प्रयोग कर बैठते हैं, जो आगे चलकर गंभीर स्वास्थ्य समस्याओं का कारण बनते हैं।
- मसल्स बनाकर फिर उन्हें "ढीला" करने की सोच पूरी तरह गलत है – मांसपेशियाँ केवल संतुलित एक्सरसाइज़ और पोषण से ही स्वस्थ रहती हैं।

○ समापन

यदि आपका शरीर मजबूत है, आकर्षक है, और साथ ही लचीला है – तभी आप वास्तव में फिट हैं। केवल 'बॉडी बिल्डिंग' ही उद्देश्य न हो, बल्कि बॉडी बैलेंसिंग को भी लक्ष्य बनाना चाहिए। जिम का असली उद्देश्य शक्ति, संतुलन, लचीलापन और स्वास्थ्य – इन सभी का विकास है।

👉 इसलिए अगली बार जब आप जिम जाएँ, तो केवल आईने में देखना ही नहीं – अपने उद्देश्य को भी ज़रूर देखें।

अध्याय 16

हाइड्रेशन - पानी और शरीर की ज़रूरत

(Hydration - Importance of Water in Exercise)

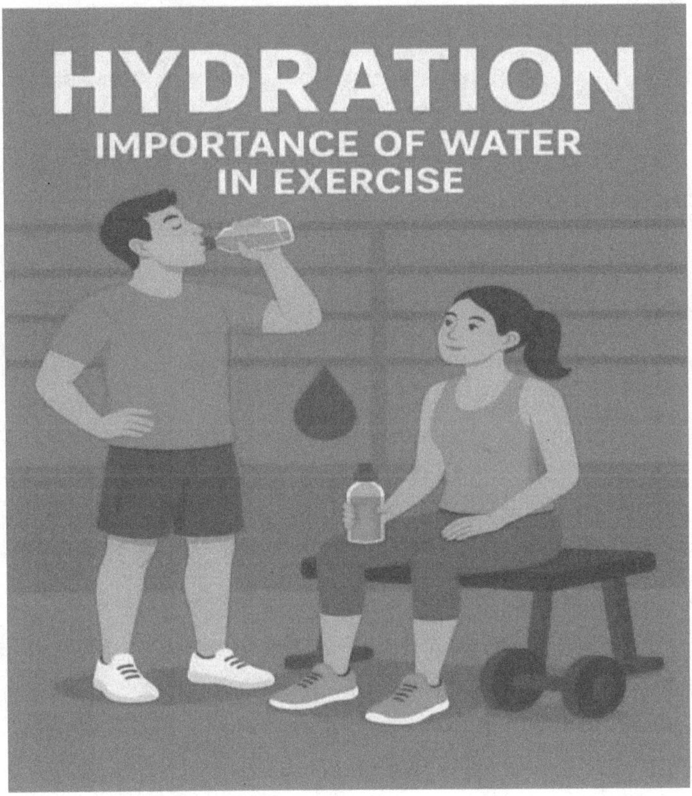

जल हमारे शरीर का मूल आधार है। व्यायाम करते समय पसीने के माध्यम से शरीर से जल और लवण (इलेक्ट्रोलाइट्स) की काफी मात्रा बाहर निकलती है। यदि सही मात्रा में पानी नहीं लिया गया तो थकान, चक्कर, कमजोरी, मांसपेशियों में खिंचाव (क्रैम्प) और यहां तक कि ब्लैकआउट भी हो सकता है। इस अध्याय में हम जानेंगे कि व्यायाम से पहले, दौरान और बाद में जल का सेवन किस प्रकार करना चाहिए।

हाइड्रेशन क्यों है जरूरी?

- 1. ऊर्जा बनाए रखता है: शरीर में जल की उचित मात्रा से थकान कम होती है और स्टैमिना बना रहता है।
- 2. मांसपेशियों को सुरक्षा: निर्जलीकरण (dehydration) से मांसपेशियों में खिंचाव और चोट लगने की संभावना बढ़ जाती है।
- 3. शरीर का तापमान नियंत्रित: व्यायाम के दौरान जल शरीर के तापमान को संतुलित रखता है।
- 4. हृदय की कार्यक्षमता: हाइड्रेशन से हृदय पर कम दबाव पड़ता है और रक्त संचार बेहतर होता है।
- 5. फोकस और प्रदर्शन बेहतर: पानी की कमी से मस्तिष्क की कार्यक्षमता प्रभावित होती है, जिससे ध्यान भटकता है।

कितना पानी पिएं - समय अनुसार मात्रा:

चरण	जल सेवन (औसतन)
व्यायाम से 30 मिनट पहले	250-300 ml (1 गिलास)
व्यायाम के दौरान	हर 15-20 मिनट में 100-150 ml
व्यायाम के बाद	300-500 ml (2 गिलास)

⚠ यदि आपको बहुत पसीना आता है या ग्रीष्म ऋतु है, तो मात्रा थोड़ी और बढ़ानी चाहिए।

इलेक्ट्रोलाइट्स का महत्व:

केवल पानी पर्याप्त नहीं होता, पसीने से सोडियम, पोटेशियम, मैग्नीशियम जैसे खनिज भी बाहर निकलते हैं। इसके लिए:

- नारियल पानी
- नींबू पानी (थोड़ा नमक और गुड़ या शहद के साथ)
- ORS या इलेक्ट्रोलाइट्स ड्रिंक

इनका सेवन कभी-कभी ज़रूरी होता है, खासकर लंबे या भारी वर्कआउट के बाद।

हाइड्रेशन में बरती जाने वाली गलतियाँ:

- 1. कसरत के बीच बिल्कुल पानी न पीना।
- 2. बहुत ठंडा पानी पीना - इससे पेट में मरोड़ या सुन्नता हो सकती है।
- 3. बहुत अधिक पानी एक साथ पीना - यह ब्लोटिंग और घबराहट पैदा कर सकता है।
- 4. केवल जूस या कोल्ड ड्रिंक से हाइड्रेशन करना - इनमें चीनी अधिक होती है और पसीने से निकले इलेक्ट्रोलाइट्स की पूर्ति नहीं कर पाती।

✔ कुछ व्यावहारिक सुझाव:

- हमेशा अपनी वॉटर बॉटल जिम में साथ रखें।
- ग्रीष्म ऋतु में हाइड्रेशन की जरूरत अधिक होती है।
- यूरिन का रंग देखें - अगर वह बहुत गहरा है तो यह डिहाइड्रेशन का संकेत हो सकता है।
- सुबह उठते ही 1-2 गिलास गुनगुना पानी पीना आदत बनाएं।

निष्कर्ष:

"पसीना निकालने के बाद पानी न पीना, एक बड़ी चूक है।"

हाइड्रेशन केवल प्यास बुझाने तक सीमित नहीं, यह शरीर के प्रदर्शन, रिकवरी और सुरक्षा का अहम हिस्सा है। जिम में किया गया श्रम तभी सार्थक होता है जब शरीर को पर्याप्त जल और खनिज भी मिलें।

अध्याय 17

जिम में पूर्ण सुरक्षा उपाय: एक जिम्मेदार व्यायामी की पहचान

"व्यायाम का उद्देश्य शक्ति है, लेकिन सुरक्षा उसकी अनिवार्यता।"

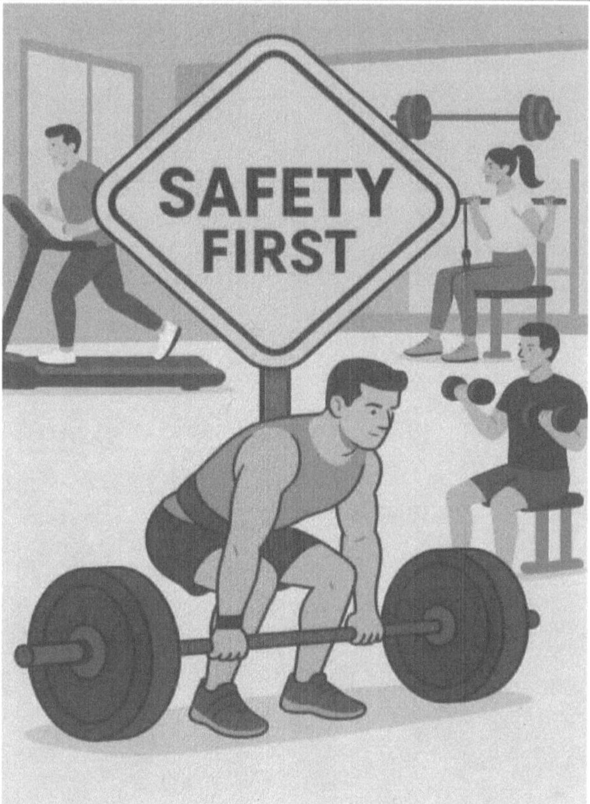

○ भूमिका

जिम केवल एक शक्ति या सौंदर्य प्राप्त करने का स्थान नहीं है, यह एक अनुशासित प्रयोगशाला है जहाँ शरीर पर अनेक प्रयोग किए जाते हैं। यदि वहाँ सुरक्षा मानकों की अनदेखी की जाए, तो यही प्रयोग दुर्घटना बन सकते हैं। इस अध्याय में हम उन समस्त उपायों पर प्रकाश डालेंगे जिन्हें अपनाकर आप जिम में सुरक्षित रह सकते हैं।

1. जिम में परिधान (Dress Code) की सावधानी

- सही कपड़े पहनना जरूरी है: ढीले-ढाले या अत्यधिक तंग कपड़े न पहनें।
- स्ट्रेचेबल और सांस लेने योग्य (breathable) फैब्रिक बेहतर होता है।
- जूते: सही ग्रिप वाले स्पोर्ट्स शूज़ पहनें। चप्पल, सैंडल या नंगे पैर रहना खतरे से भरा है।
- हाथों के दस्ताने (Gloves): वेट लिफ्टिंग करते समय ग्लव्स हाथों को खरोंच और फिसलन से बचाते हैं।

2. सपोर्ट उपकरणों का प्रयोग

- बेल्ट (Weightlifting Belt): भारी वज़न उठाते समय रीढ़ और कमर को सुरक्षा देता है।
- नी-कैप / नी-सपोर्टर: घुटनों पर दबाव वाले व्यायामों में आवश्यक।
- एल्बो/रिस्ट सपोर्ट: कलाई या कोहनी की चोटों से बचाता है।
- हेडबैंड या स्वेटबैंड: पसीना आँखों में न जाए इसके लिए सहायक।

3. मशीनों का प्रयोग करते समय सावधानियाँ

- मशीन की जाँच करें: कोई ढीली स्क्रू या टूटी हुई पकड़ हो तो उसे रिपोर्ट करें।
- हर वज़न लगाने से पहले जांचें कि वह ठीक से लॉक हुआ है या नहीं।
- स्पॉटिंग साथी (spotter) रखें: भारी वजन उठाने पर कोई साथ में हो जो संभाल सके।
- मशीन छोड़ते समय दूसरों को चेतावनी दें – अचानक न छोड़ें।

4. व्यक्तिगत सावधानियाँ

- वार्मअप और कूलिंग डाउन अनिवार्य है।
- हाइड्रेशन - जरूरत के अनुसार थोड़ी-थोड़ी मात्रा में पानी लें, अत्यधिक पानी न पिएं।
- ओवरट्रेनिंग से बचें, शरीर की चेतावनियों को पहचानें।
- बीमार, थके या नींद की कमी में व्यायाम न करें।
- संगीत सुनते समय भी सतर्क रहें, अत्यधिक लाउड म्यूज़िक से चेतना कम हो सकती है।

5. अतिरिक्त व्यक्तिगत सुरक्षा उपाय (अनदेखे लेकिन जरूरी)

- अपने वर्कआउट का रिकॉर्ड रखें - कौन सा व्यायाम कितने सेट व वज़न के साथ किया, इससे ओवरलोडिंग से बचाव होगा।
- समय-समय पर अपना फॉर्म वीडियो से चेक करें - गलत पोस्चर बड़ी चोट का कारण बन सकता है।
- तेल या लोशन लगाकर व्यायाम न करें - इससे ग्रिप फिसल सकती है।
- अगर थकावट लगे, फॉर्म बिगड़े या कंपकंपी आए, तुरंत रुकें।
- प्राकृतिक रोशनी और हवादार जगह में वर्कआउट करना बेहतर होता है।

- डिहाइड्रेशन से बचने के लिए कसरत से 30 मिनट पहले थोड़ा नारियल पानी या नींबू पानी लिया जा सकता है।
- मास्क पहनकर भारी व्यायाम न करें - सांस लेने में दिक्कत आ सकती है।

👥 6. ट्रेन्ड ट्रेनर की भूमिका

ट्रेनर से सही तकनीक सीखना अनिवार्य है।

व्यक्तिगत जरूरत और चिकित्सा स्थितियों के अनुसार योजना बनवाएँ।

🧰 7. अन्य सावधानियाँ

- अपने जिम बैग में रखें: टॉवेल, अतिरिक्त टी-शर्ट, पानी की बोतल, बेल्ट, सपोर्ट गियर।
- मोबाइल या सेल्फी के चक्कर में लापरवाही न करें।
- कोई मशीन अगर सही से काम नहीं कर रही हो, उसे किसी और से पहले रोकें और रिपोर्ट करें।

🔚 निष्कर्ष

जिम में सुरक्षा केवल एक विकल्प नहीं, बल्कि प्राथमिकता है। जब तक हम अपने शरीर की सीमाओं, आवश्यक उपकरणों और व्यायाम विधियों को समझकर अनुशासित तरीके से अभ्यास नहीं करेंगे, तब तक हम जिम से लाभ नहीं, बल्कि हानि उठा सकते हैं।

हर वेट उठाने से पहले सुरक्षा का भार उठाइए - क्योंकि एक छोटी सी सावधानी जीवनभर की राहत बन सकती है।

अध्याय 18

वर्कआउट का सही क्रम और संतुलन

(Proper Workout Order and Balance)

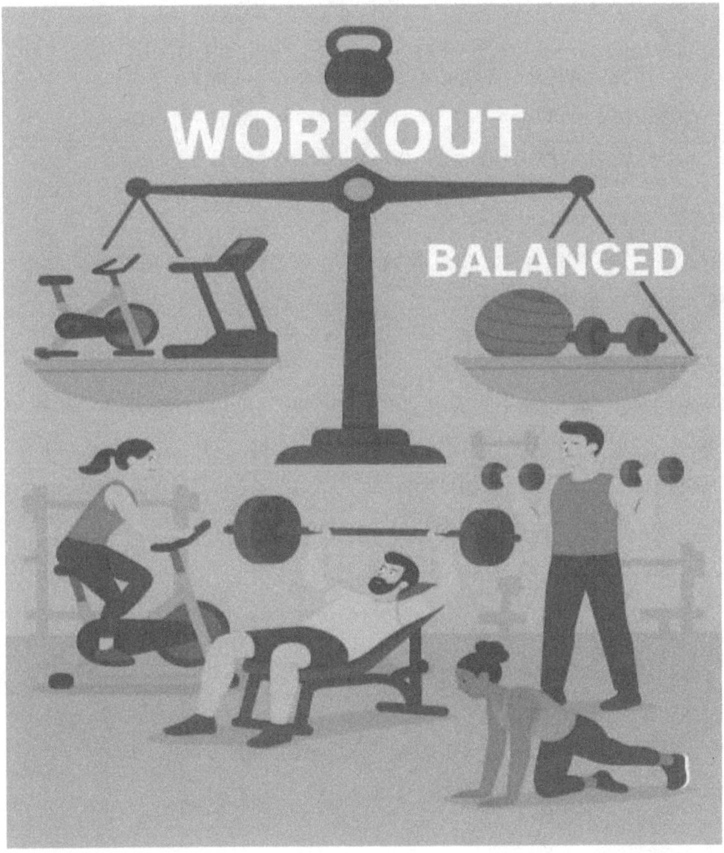

अक्सर जिम में जाने वाले लोग बिना योजना के किसी भी मशीन या वेट पर काम शुरू कर देते हैं। नतीजा - मांसपेशियों की असमान विकास, थकान, और कभी-कभी गंभीर चोटें। व्यायाम का एक सही क्रम और संतुलन न केवल शरीर के समुचित विकास के लिए आवश्यक है, बल्कि यह आपको अधिक सुरक्षित और स्थायी फिटनेस प्रदान करता है।

🎯 वर्कआउट का आदर्श क्रम (Ideal Workout Sequence):

- 1. वार्मअप (Warm-Up): हल्का कार्डियो + डायनामिक स्ट्रेचिंग (5-10 मिनट)
- 2. बड़े मांसपेशी समूह पहले (Compound Exercises): जैसे - स्क्वाट, डेडलिफ्ट, बेंच प्रेस
  > इनसे अधिक ऊर्जा की आवश्यकता होती है, इसलिए इन्हें शुरुआत में करें।
- 3. छोटे मांसपेशी समूह बाद में (Isolation Exercises): जैसे - बाइसेप कर्ल, ट्राइसेप पुशडाउन, लेग कर्ल
- 4. कोर एक्सरसाइज़ (Core Strengthening): जैसे - प्लैंक, लेग रेज़, क्रंचेस
- 5. कार्डियो (यदि आवश्यक हो तो): अंत में करें - ट्रेडमिल, साइक्लिंग, रोइंग आदि
- 6. कूल डाउन और स्ट्रेचिंग: धीरे-धीरे गति कम करें, और स्टैटिक स्ट्रेचिंग करें।

⚖ संतुलित व्यायाम क्या है? (Balanced Workout)

संतुलन का अर्थ है - शरीर के हर हिस्से को समान रूप से प्रशिक्षित करना ताकि कोई हिस्सा कमजोर या अधिक विकसित न रह जाए।

संतुलन कैसे बनाएं:

- Upper-Lower Split: एक दिन ऊपरी शरीर (छाती, पीठ, कंधे, हाथ), दूसरे दिन निचला (जांघ, पिंडली, हिप्स)।
- Push-Pull Technique: एक दिन धक्का देने वाली क्रियाएँ (बेंच प्रेस, शोल्डर प्रेस), दूसरे दिन खींचने वाली क्रियाएँ (पुलअप, रोइंग)।
- Core और Flexibility का भी ध्यान रखें।

⚠ गलत क्रम से क्या समस्याएं हो सकती हैं?

- 1. जल्दी थकान और मांसपेशियों की कार्यक्षमता में गिरावट।
- 2. चोट का जोखिम बढ़ता है।
- 3. शरीर का अनुपात बिगड़ जाता है - कुछ हिस्से अधिक भारी, कुछ कमज़ोर।
- 4. विकास रुक सकता है या असंतुलित हो सकता है।

☑ सुझाव और सावधानियाँ:

- हमेशा योजना बनाकर ही व्यायाम करें (Workout Plan रखें)।
- शरीर की ज़रूरत के अनुसार एक्सरसाइज़ चुनें।
- एक सप्ताह में हर मांसपेशी ग्रुप को कम से कम एक बार जरूर ट्रेन करें।
- ज़रूरत से ज़्यादा एक्सरसाइज़ भी नुकसानदायक है - ओवरट्रेनिंग से बचें।

निष्कर्ष:

"अव्यवस्थित व्यायाम ऐसा ही है जैसे बिना नक्शे के यात्रा करना - मंज़िल मिलनी मुश्किल होती है।"

इसलिए वर्कआउट का एक व्यवस्थित क्रम और पूरे शरीर के लिए संतुलन अत्यंत आवश्यक है। यह सिर्फ शरीर को अच्छा दिखाने के लिए नहीं, बल्कि अंदर से मजबूत और चोटरहित रखने के लिए भी महत्वपूर्ण है।

अध्याय 19

कसरत में ओवरट्रेनिंग से कैसे बचें?

(How to Avoid Overtraining in Workout)

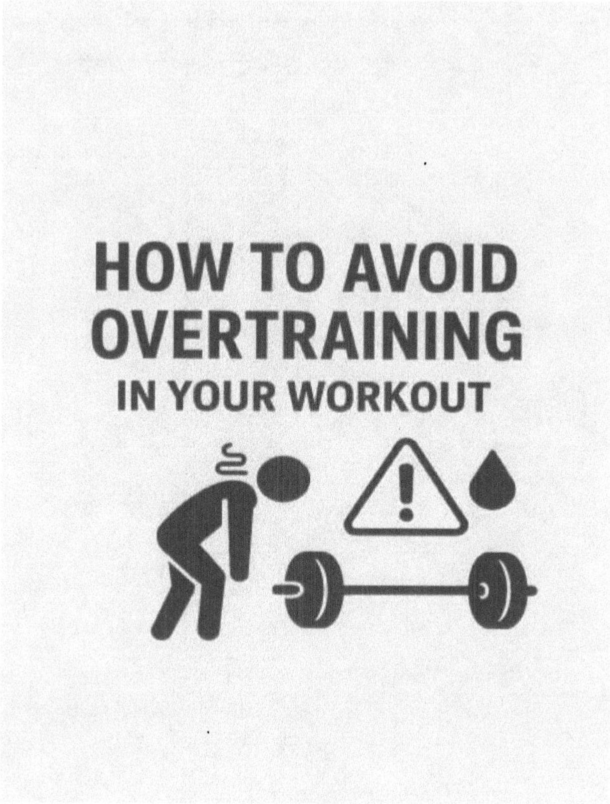

ओवरट्रेनिंग यानी ज़रूरत से ज़्यादा, लगातार और बिना पर्याप्त आराम के व्यायाम करना - यह एक ऐसा जाल है जिसमें उत्साही या जल्दी परिणाम चाहने वाले कई लोग फँस जाते हैं। इसका परिणाम होता है - थकान, मांसपेशियों की टूट-फूट, इम्यून सिस्टम की कमजोरी और मानसिक तनाव। आजकल के युवाओं में तेजी से मांसपेशियाँ बनाने की होड़, सोशल मीडिया पर दिखावे की प्रवृत्ति और जिम में सही मार्गदर्शन की कमी के कारण ओवरट्रेनिंग एक गंभीर समस्या बन चुकी है।

⚠ ओवरट्रेनिंग के लक्षण (Symptoms of Overtraining):

- 1. लगातार थकावट रहना
- 2. मांसपेशियों या जोड़ों में बार-बार दर्द
- 3. नींद ठीक से न आना
- 4. चिड़चिड़ापन और मूड स्विंग्स
- 5. वजन घटना या रुक जाना
- 6. प्रतिरोधक क्षमता (इम्युनिटी) कम हो जाना
- 7. कसरत में रुचि की कमी
- 8. प्रदर्शन में गिरावट - वेट नहीं उठ पाना, स्टैमिना कम होना

ओवरट्रेनिंग क्यों होती है?

रोज़ वर्कआउट करना

बिना रिपरोग्रामिंग के हर मसल ग्रुप को रोज़ाना ट्रेन करना

पर्याप्त नींद और पोषण की कमी

शरीर की सुनवाई न करना (No rest even when tired)

बिना जाँच या विशेषज्ञ के सलाह लिए सप्लीमेंट या स्टेरॉइड का उपयोग

☑ ओवरट्रेनिंग से कैसे बचें?

- 1. सप्ताह में कम से कम 1-2 दिन पूरा आराम करें
  - ➤ शरीर को रिकवरी के लिए समय चाहिए।
  - ➤ Active rest (हल्की वॉक, योग, स्ट्रेचिंग) उपयोगी हो सकता है।
- 2. वर्कआउट शेड्यूल को विभाजित करें (Split Training):
  - ➤ एक दिन अपर बॉडी, दूसरे दिन लोअर बॉडी
  - ➤ हर मसल ग्रुप को 48-72 घंटे का विश्राम
- 3. सुनियोजित प्रोग्राम अपनाएं:
  - ➤ सही ट्रेनर या गाइड से योजना बनवाएं
  - ➤ हर 4-6 हफ्ते में प्लान को रीसेट करें
- 4. नींद और पोषण का विशेष ध्यान रखें:
  - ➤ 7-8 घंटे की गहरी नींद
  - ➤ मांसपेशियों की रिकवरी के लिए प्रोटीन, विटामिन्स, और मिनरल्स
- 5. संकेतों की अनदेखी न करें:
  - ➤ यदि शरीर थका हुआ हो तो एक दिन ब्रेक लें
  - ➤ पेन और इंजरी को हल्के में न लें

🏋 माइंडसेट में बदलाव जरूरी है:

"हर दिन जिम जाना, हीरो बनने की निशानी नहीं। सही तरीके से प्रगति करना असली बुद्धिमानी है।"

फिटनेस एक मैराथन है, स्प्रिंट नहीं। मांसपेशियाँ आराम के समय बनती हैं, जिम में नहीं।

📌 निष्कर्ष:

ओवरट्रेनिंग शरीर को जितना नुकसान देती है, उतना फायदा कोई एक्सरसाइज नहीं दे सकती। इसलिए जरूरी है कि व्यायाम के साथ आराम और संतुलन को भी महत्व दें।

"Train hard, but rest harder."

"वर्कआउट करो, लेकिन शरीर को सुनना मत भूलो।"

अध्याय 20

रिकवरी और रेस्ट का विज्ञान

(The Science of Recovery and Rest)

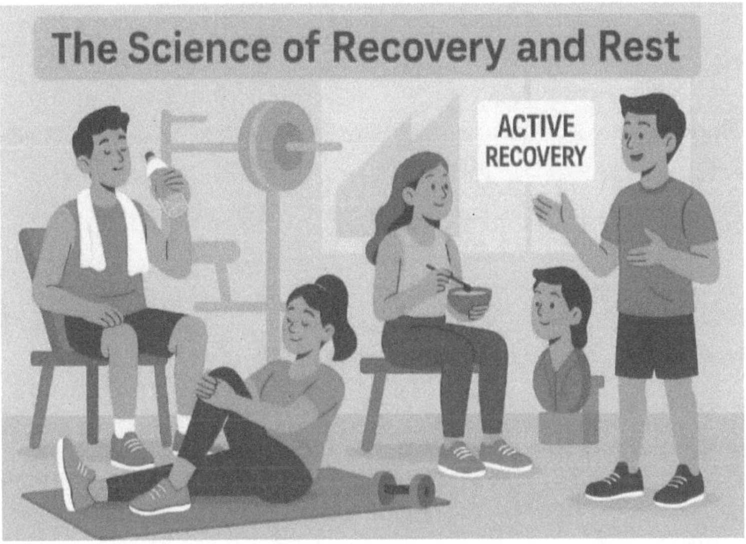

रिकवरी यानी व्यायाम के बाद शरीर को पुनः ऊर्जा और मजबूती देने की प्रक्रिया। रेस्ट यानी शरीर और मस्तिष्क को विश्राम देना, ताकि वह फिर से पूरी शक्ति से काम कर सके। दोनों मिलकर आपके व्यायाम के परिणाम तय करते हैं – चाहे वह मांसपेशियाँ बनाना हो, वजन घटाना हो, या स्टैमिना बढ़ाना। आज के दौर में लोग केवल वर्कआउट पर ध्यान देते हैं, लेकिन रिकवरी को नज़रअंदाज़ करना सबसे बड़ी गलती है।

रिकवरी क्यों ज़रूरी है?

1. मांसपेशियों की मरम्मत और वृद्धि (Muscle Repair and Growth)
2. थकान और माइक्रो इंजरी से उबरना
3. इम्यून सिस्टम को मजबूत बनाना
4. हार्मोनल संतुलन बनाए रखना

5. मानसिक और शारीरिक ऊर्जा का पुनः संचार

🕒 रिकवरी के प्रकार (Types of Recovery):

◆ Active Recovery (सक्रिय विश्राम): हल्की गतिविधियाँ जैसे वॉकिंग, स्ट्रेचिंग, योग, स्विमिंग

👉 मांसपेशियों में रक्तसंचार बढ़ाकर तेज़ रिकवरी करता है।

◆ Passive Recovery (निष्क्रिय विश्राम): पूरा आराम – लेटना, सोना, कोई फिजिकल एक्टिविटी न करना

👉 थकावट और गहरी मांसपेशीय थकान में सहायक

💤 नींद का महत्व (Role of Sleep):

नींद ही वह समय है जब शरीर मांसपेशियों को ठीक करता है।

रात में 7-9 घंटे की नींद जरूरी है।

कम नींद = खराब रिकवरी = कम प्रदर्शन

🍎 रिकवरी के लिए पोषण (Recovery Nutrition):

तत्व	कार्य	स्रोत
प्रोटीन	मांसपेशियों की मरम्मत	अंडा, दालें, पनीर, चिकन
कार्बोहाइड्रेट	ऊर्जा पुनः प्राप्त करना	फल, चावल, आलू, शहद
इलेक्ट्रोलाइट्स	हाइड्रेशन बनाए रखना	नींबू पानी, नारियल पानी
पानी	थकान कम करना	कम से कम 2-3 लीटर/दिन

🧴 अन्य रिकवरी उपाय (Other Recovery Methods):

स्ट्रेचिंग और फोम रोलिंग: तनाव कम करता है

ठंडी स्नान या आइस बाथ: सूजन कम करता है

मालिश और थेरेपी: मांसपेशियों को रिलैक्स करता है

सप्लीमेंट्स: विशेषज्ञ से परामर्श के बाद ही लें (जैसे बीसीएए, ग्लूटामीन, मैग्नीशियम)

Recovery Schedule बनाएं:

दिन	रिकवरी प्रकार
सोमवार	एक्टिव रिकवरी (हल्का स्ट्रेच + वॉक)
मंगलवार	नॉर्मल वर्कआउट
बुधवार	लो इंटेंसिटी ट्रेनिंग + पोषण पर ध्यान
गुरुवार	एक्टिव रिकवरी या पूरी छुट्टी
शुक्रवार	नॉर्मल वर्कआउट
शनिवार	डीप स्ट्रेच, मालिश
रविवार	पूरा रेस्ट + हाई प्रोटीन फूड

निष्कर्ष (Conclusion):

रिकवरी कोई आलस्य नहीं, यह स्मार्ट ट्रेनिंग का हिस्सा है। यदि आप शरीर को समय नहीं देंगे, तो शरीर आपको जवाब दे देगा – दर्द, थकान और इंजरी के रूप में।

इसलिए - जितनी मेहनत जिम में करो, उतनी ही समझदारी से आराम भी करो।

अध्याय 21

डाइट और हाइड्रेशन का महत्व

(Importance of Diet and Hydration)

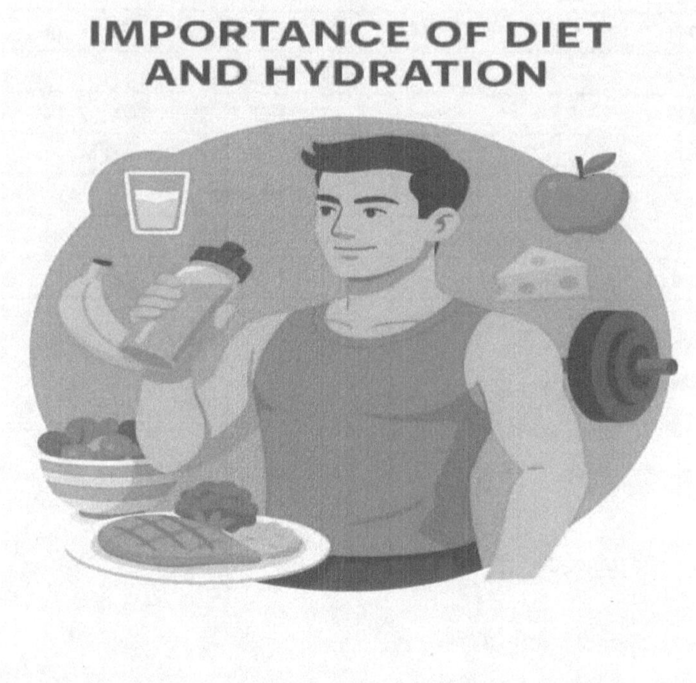

व्यायाम के साथ-साथ सही आहार और पर्याप्त पानी पीना किसी भी फिटनेस यात्रा की रीढ़ होता है। जैसे ईंधन के बिना गाड़ी नहीं चलती, वैसे ही बिना सही डाइट और हाइड्रेशन के शरीर व्यायाम का पूरा लाभ नहीं ले सकता।

डाइट (आहार) का महत्व:

1. ऊर्जा प्रदान करना: व्यायाम के लिए शरीर को पर्याप्त ऊर्जा चाहिए, जो सिर्फ भोजन से मिलती है।
2. मांसपेशियों की मरम्मत और निर्माण: प्रोटीन, अमीनो एसिड और अन्य पोषक तत्व मांसपेशियों को मजबूत बनाते हैं।

3. वजन नियंत्रण और फैट लॉस: संतुलित भोजन मेटाबॉलिज्म को बेहतर बनाता है।

4. हार्मोन संतुलन: सही पोषण से टेस्टोस्टेरोन, इंसुलिन, और ग्रोथ हार्मोन आदि नियंत्रित रहते हैं।

🍽 प्रमुख पोषक तत्व (Macronutrients):

पोषक तत्व	कार्य	स्रोत
प्रोटीन	मांसपेशियों का निर्माण व मरम्मत	दालें, अंडे, दूध, चिकन, टोफू
कार्बोहाइड्रेट	ऊर्जा का मुख्य स्रोत	चावल, आलू, रोटी, फल
फैट्स (अच्छी वसा)	हार्मोन निर्माण, जोड़ों की सुरक्षा	घी, बादाम, अखरोट, अलसी

🧂 माइक्रोन्यूट्रिएंट्स का योगदान (Vitamins & Minerals):

कैल्शियम: हड्डियों के लिए आवश्यक

मैग्नीशियम और पोटैशियम: मांसपेशियों की कार्यक्षमता बढ़ाते हैं

आयरन और बी12: रक्त में ऑक्सीजन ले जाने की क्षमता सुधारते हैं

विटामिन D3: मांसपेशियों और हड्डियों की मजबूती के लिए जरूरी

🕒 खाने का समय (Meal Timing):

समय	भोजन का प्रकार	उद्देश्य
सुबह	हल्का प्रोटीन + कॉम्प्लेक्स कार्ब्स	मेटाबॉलिज्म एक्टिव करना
वर्कआउट से 1-1.5 घंटे पहले	केला, दलिया, ड्राई फ्रूट्स	ऊर्जा देना

वर्कआउट के बाद 30 मिनट के भीतर	प्रोटीन शेक / दूध + केला	रिकवरी
रात का भोजन	हल्का, हाई प्रोटीन	नींद में मांसपेशियों की मरम्मत

💧 हाइड्रेशन (जल सेवन) का महत्व:

शरीर का लगभग 60-70% हिस्सा पानी है।

व्यायाम में पसीने से पानी और मिनरल्स की कमी हो जाती है।

डिहाइड्रेशन से थकावट, चक्कर, मांसपेशियों में खिंचाव और प्रदर्शन में कमी आती है।

🥤 पानी पीने के नियम:

1. दिनभर 8-10 गिलास (2-3 लीटर) पानी पीना
2. वर्कआउट से पहले और बाद में पानी जरूर लें
3. बहुत गर्म या ठंडा पानी न लें
4. नारियल पानी, नींबू पानी और छाछ अच्छे विकल्प हैं

❌ किन चीज़ों से बचें:

ज़्यादा जंक फूड, फास्ट फूड

मीठे पेय (सॉफ्ट ड्रिंक्स, पैक्ड जूस)

ज़रूरत से ज्यादा कैफीन या एनर्जी ड्रिंक

अनियमित भोजन समय और आदतें

☑ प्रैक्टिकल सुझाव:

एक डायट चार्ट बनाएं और उसका पालन करें
खाना चबा-चबा कर खाएं
देर रात भारी भोजन न करें
भूखा रहकर कभी भी वर्कआउट न करें

📌 निष्कर्ष (Conclusion):

"डाइट और हाइड्रेशन कोई विकल्प नहीं, बल्कि अनिवार्यता है।"
फिटनेस केवल जिम में पसीना बहाने से नहीं मिलती – वह रसोई से शुरू होती है।
सही आहार + पर्याप्त पानी = संपूर्ण स्वास्थ्य और व्यायाम का सम्पूर्ण लाभ।

> "You are what you eat and drink. Train hard, but fuel smart."

अध्याय 22

स्ट्रेचिंग और कूल डाउन की भूमिका

(Role of Stretching and Cool Down)

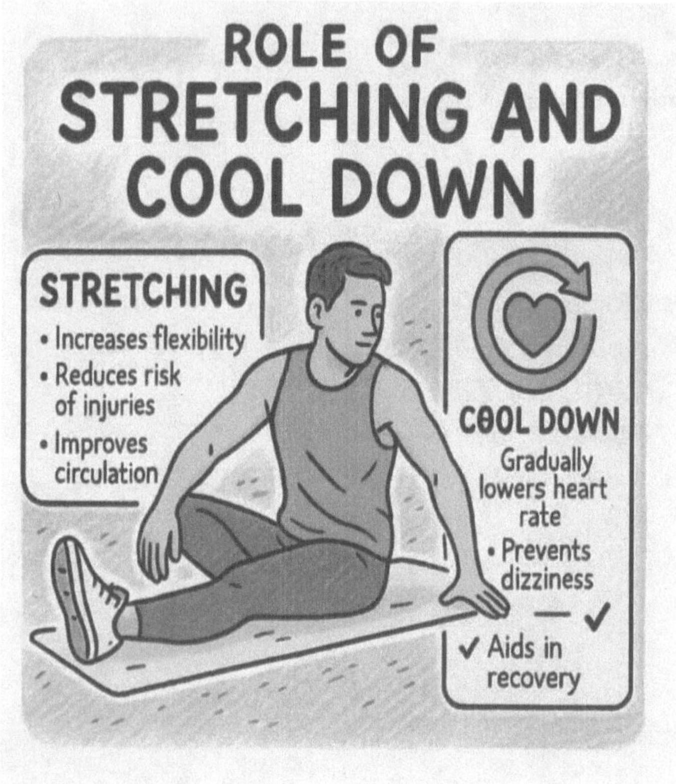

परिचय:

जैसे किसी कहानी का अंत संतोषजनक होना चाहिए, वैसे ही व्यायाम का समापन भी संतुलित और शांत होना चाहिए।

स्ट्रेचिंग और कूल डाउन व्यायाम का अंतिम लेकिन अत्यंत आवश्यक चरण है, जिसे अधिकांश लोग नज़रअंदाज़ कर देते हैं – और यहीं से चोटें शुरू होती हैं।

🧘 स्ट्रेचिंग क्या है?

स्ट्रेचिंग एक ऐसी प्रक्रिया है जिसमें मांसपेशियों और लिगामेंट्स को धीरे-धीरे खींचा जाता है ताकि उनकी लचक, ताकत और लचीलापन बना रहे।

यह व्यायाम से पहले और बाद दोनों समय किया जा सकता है, लेकिन उद्देश्य अलग होता है:

वर्कआउट से पहले: डायनेमिक स्ट्रेचिंग - शरीर को तैयार करने के लिए

वर्कआउट के बाद: स्टैटिक स्ट्रेचिंग - मांसपेशियों को शांत करने और रिकवरी के लिए

कूल डाउन क्या है?

वर्कआउट के बाद शरीर अचानक न रुक जाए, इसके लिए कुछ हल्की गतिविधियों के माध्यम से हार्ट बीट को धीरे-धीरे सामान्य करना ही कूल डाउन है। जैसे: हल्का वॉक, गहरी साँसें, स्ट्रेच आदि।

☑ स्ट्रेचिंग के लाभ:

1. मांसपेशियों की अकड़न से बचाव
2. फ्लेक्सिबिलिटी (लचीलापन) में वृद्धि
3. चोटों का खतरा कम होता है
4. रक्त संचार में सुधार
5. मानसिक तनाव में कमी
6. थकान और मांसपेशी दर्द (DOMS) कम होता है

☑ कूल डाउन के लाभ:

1. दिल की धड़कन को धीरे-धीरे सामान्य करना
2. ब्लड प्रेशर को संतुलित करना
3. नसों और मांसपेशियों को रिलैक्स करना
4. वर्कआउट के बाद चक्कर या थकावट से बचाव
5. रिकवरी में तेजी
6. फेफड़ों को धीरे-धीरे सामान्य रिदम पर लाना

साइकोलॉजिकल (मानसिक) लाभ:

कूल डाउन और स्ट्रेचिंग से शरीर को एक शांत संकेत मिलता है कि अब वह "लड़ाई के मोड" से बाहर निकल सकता है।

तनाव और बेचैनी कम होती है, मानसिक फोकस और नींद बेहतर होती है।

🕒 स्ट्रेचिंग और कूल डाउन करने का सही समय:

कूल डाउन अवधि: 5-10 मिनट

स्ट्रेचिंग: कम से कम हर बड़ी मांसपेशी (जैसे पैर, कमर, कंधा, पीठ) के लिए 20-30 सेकंड

🖉 ध्यान देने योग्य बातें:

स्ट्रेच करते समय झटके न लगाएँ, धीरे-धीरे खींचें

साँस रोकें नहीं, सामान्य गति से साँस लेते रहें

दर्द या तेज खिंचाव हो तो तुरंत रुक जाएँ

स्ट्रेचिंग करते समय पूरा ध्यान शरीर पर केंद्रित रखें

🚫 गलतियाँ जिनसे बचना चाहिए:

स्ट्रेचिंग को छोड़ देना

तेज़ और झटकेदार स्ट्रेच

बिना वॉर्मअप के स्ट्रेचिंग

कूल डाउन के बिना व्यायाम समाप्त करना

✱ कुछ उपयोगी स्ट्रेचिंग अभ्यास:

मांसपेशी	स्ट्रेच का नाम	समय
हैमस्ट्रिंग	फॉरवर्ड बेंड	30 सेकंड
क्वाड्स	स्टैंडिंग लेग पुल	30 सेकंड
पीठ	कैट-काउ पोज	5-8 राउंड
कंधा	क्रॉस-बॉडी आर्म स्ट्रेच	20 सेकंड
गर्दन	नेक रोटेशन	10-10 बार

📖 निष्कर्ष:

> "Exercise ends not when you stop lifting, but when you cool down."

स्ट्रेचिंग और कूल डाउन जिम की सफलता के छिपे हुए सूत्र हैं। यह न केवल शरीर को लचीलापन और सुरक्षा देते हैं, बल्कि मन को भी स्थिर करते हैं। यदि आप injury-free और sustainable fitness चाहते हैं, तो स्ट्रेचिंग और कूल डाउन को कभी न भूलें।

अध्याय 23

सप्लीमेंट्स का सही उपयोग और सावधानियाँ

(Proper Use of Supplements and Precautions)

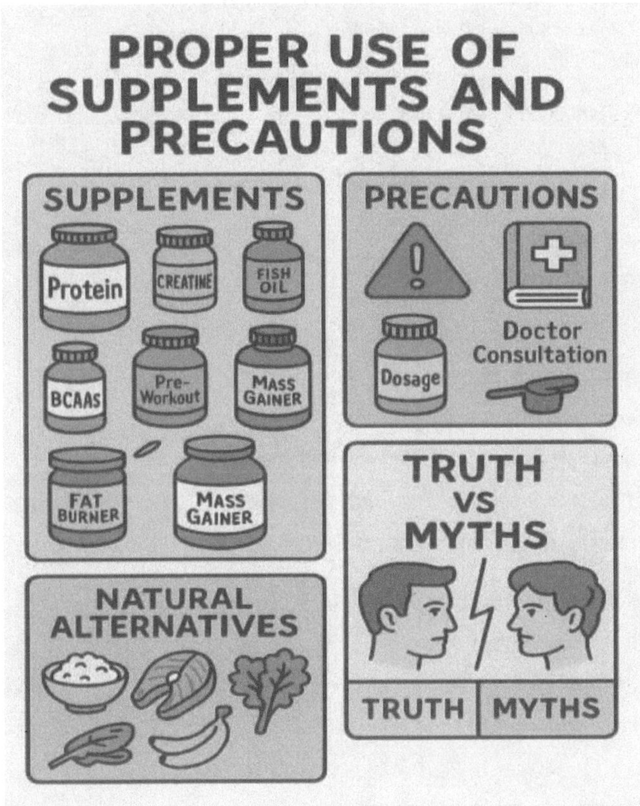

परिचय:

आज के समय में सप्लीमेंट्स फिटनेस इंडस्ट्री का एक बड़ा हिस्सा बन चुके हैं। हर दूसरा व्यक्ति प्रोटीन पाउडर, फैट बर्नर, प्री-वर्कआउट या अन्य सप्लीमेंट्स का सेवन कर रहा है – लेकिन क्या यह सब सच में ज़रूरी है? क्या इनके दुष्परिणाम भी हो सकते हैं? इस अध्याय में हम इन्हीं बातों की विस्तृत चर्चा करेंगे।

🧴 सप्लीमेंट्स क्या होते हैं?

सप्लीमेंट्स (Supplement) वे पोषक तत्व होते हैं जो शरीर की ज़रूरतें पूरी करने के लिए खाने के अलावा अलग से दिए जाते हैं। ये पाउडर, कैप्सूल, टैबलेट या ड्रिंक के रूप में हो सकते हैं। इनमें प्रमुख रूप से पाए जाते हैं:

- Protein Powder (Whey, Casein, etc.)
- Creatine
- BCAAs (Branched-Chain Amino Acids)
- Multivitamins
- Fish Oil / Omega 3
- Fat Burners
- Pre-workout blends
- Mass Gainers

☑ सप्लीमेंट्स कब ज़रूरी होते हैं?

1. जब आपका आहार (Diet) पर्याप्त पोषण न दे रहा हो
2. अत्यधिक शारीरिक श्रम या पेशेवर एथलीट हैं
3. डॉक्टरी सलाह से किसी विशेष पोषक तत्व की कमी हो
4. वेगन/शाकाहारी व्यक्ति जिनमें कुछ तत्वों की कमी हो सकती है (जैसे B12, Omega 3)

⚠ जरूरत न होते हुए भी सप्लीमेंट लेने के खतरे:

- लिवर और किडनी पर दबाव
- हार्मोन असंतुलन
- पाचनतंत्र की समस्याएं
- हृदय गति और रक्तचाप में गड़बड़ी
- लंबे समय तक इस्तेमाल से अंगों को नुकसान
- नकली या घटिया क्वालिटी वाले सप्लीमेंट्स के दुष्परिणाम

🩺 सावधानियाँ और सुझाव:

1. किसी योग्य डॉक्टर या स्पोर्ट्स न्यूट्रिशनिस्ट से परामर्श लें
2. ब्रांड की प्रमाणिकता और गुणवत्ता जांचें (FSSAI/ISO/GMP certified)
3. साइड इफेक्ट्स पर ध्यान दें और कुछ भी असामान्य लगे तो सेवन बंद करें
4. डोज़ से अधिक न लें - "अधिक = बेहतर" नहीं होता

5. केवल जिम ट्रेनर की बातों पर भरोसा न करें, वे पोषण विशेषज्ञ नहीं होते
6. कम उम्र (16 साल से कम) और गर्भवती महिलाओं को बिना परामर्श सप्लीमेंट न लें

वास्तविकता बनाम भ्रांतियाँ:

प्राकृतिक विकल्पों से पहले प्रयास करें:

प्रोटीन के लिए: दूध, दाल, पनीर, अंडा, मछली

ओमेगा-3 के लिए: अलसी, अखरोट, मछली तेल

मल्टीविटामिन के लिए: हरी सब्जियाँ, फल, सूखे मेवे

एनर्जी के लिए: गुड़, केला, नारियल पानी

भ्रांतियाँ और सच्चाई तालिका:

भ्रांति	सच्चाई
प्रोटीन पाउडर से शरीर जल्दी बनता है	प्रोटीन सप्लीमेंट केवल आपकी डाइट को सपोर्ट करता है
फैट बर्नर लेने से मोटापा गायब हो जाता है	बिना डाइट और एक्सरसाइज़ के ये काम नहीं करते
हर कोई सप्लीमेंट ले सकता है	हर शरीर की ज़रूरत अलग होती है
आयुर्वेदिक या हर्बल है तो नुक़सान नहीं होगा	अत्यधिक मात्रा में कुछ भी हानिकारक हो सकता है

निष्कर्ष:

> "सप्लीमेंट्स शरीर के लिए सहायक हो सकते हैं, लेकिन मूल आहार का विकल्प नहीं।"

बिना जरूरत और बिना समझ के सप्लीमेंट लेना शरीर को लाभ से ज्यादा हानि पहुँचा सकता है। सही जानकारी, गुणवत्ता और चिकित्सकीय मार्गदर्शन के साथ ही सप्लीमेंट का सेवन करें।

अध्याय 24

महिलाओं के लिए जिम में विशेष सावधानियाँ और सुरक्षा निर्देश

Special Safety Guidelines for Women in Gym

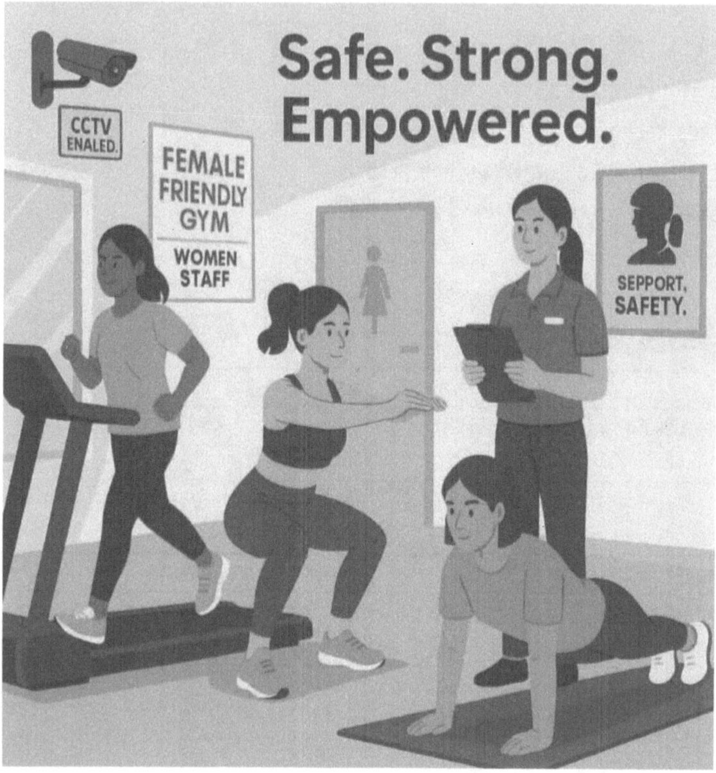

आज की महिलाएँ शिक्षा, व्यवसाय और स्वास्थ्य के क्षेत्र में तेजी से आगे बढ़ रही हैं। जिम जाना, फिटनेस बनाए रखना और आत्म-निर्भर बनना अब केवल पुरुषों तक सीमित नहीं रहा। परंतु महिलाओं के शरीर की रचना, हार्मोनल चक्र, शारीरिक आवश्यकताएँ और जोखिम अलग होते हैं – इसलिए महिलाओं के लिए जिम में कुछ विशेष सावधानियाँ और दिशानिर्देश आवश्यक हो जाते हैं।

✿ स्त्रियों की शरीर रचना और हार्मोनल अंतर

महिलाओं का मेटाबोलिज़्म, हॉर्मोनल सायकल (मासिक धर्म, प्रेग्नेंसी, मेनोपॉज़ आदि) पुरुषों से अलग होता है। Bone density और muscle mass आमतौर पर पुरुषों से कम होती है, इसलिए वजन उठाने के लिए विशेष रणनीति चाहिए। अधिकतर महिलाओं की कमर और पीठ संवेदनशील होती है।

महिलाओं के लिए जिम में ज़रूरी सुझाव

1. जिम चयन करते समय:
   - सुरक्षित और महिलाओं के अनुकूल वातावरण हो
   - CCTV और महिला ट्रेनर की सुविधा हो
   - Changing Room और Hygiene पर ध्यान दिया गया हो

2. कपड़ों और जूतों का चयन:
   - आरामदायक, body-fitting लेकिन गरिमापूर्ण वस्त्र पहनें
   - सही साइज की स्पोर्ट्स ब्रा पहनना ज़रूरी है
   - Non-slippery और supportive shoes का प्रयोग करें

3. व्यायाम करते समय सावधानी:
   - अत्यधिक वज़न या हाई-इंटेन्सिटी एक्सरसाइज़ अचानक न करें
   - Lower back और pelvic muscles पर विशेष ध्यान दें
   - मासिक धर्म के समय बहुत भारी वर्कआउट से बचें (विशेष स्थिति में डॉक्टर से सलाह लें)

4. प्रशिक्षक (Trainer) का चयन:
   - केवल प्रमाणित महिला या अनुभवी प्रशिक्षक से ही प्रशिक्षण लें
   - Trainer से दूरी और मर्यादा बनाए रखें
   - किसी भी प्रकार की असहजता या अनुचित व्यवहार को नज़रअंदाज़ न करें – तुरंत रिपोर्ट करें

5. Self-Defence और आत्म-सम्मान:
   - अकेले वर्कआउट करते समय सतर्क रहें
   - मोबाइल फोन पास रखें और SOS नंबरों की जानकारी हो
   - जिम समय में देर रात या सुनसान समय न चुनें

6. गर्भावस्था और जिम:

- डॉक्टर की सलाह से ही जिम शुरू करें
- हल्के स्ट्रेच और वॉक के साथ वर्कआउट किया जा सकता है
- पीठ और पेट पर दवाब न डालें

🛑 महिलाओं द्वारा की जाने वाली आम गलतियाँ

🧘 महिलाओं के लिए सुझाए गए व्यायाम

उद्देश्य और व्यायाम:

- Fat Loss: Brisk walk, Elliptical, Jump rope (सीमित)
- Core Strength: Planks, Leg raises, Russian twist
- Lower Body Toning: Squats, Lunges, Glute bridge
- Back & Posture: Rowing machine, Light pull-downs
- Flexibility: Yoga (Surya Namaskar, Cat-Cow, Butterfly)

🍽 डाइट और पोषण पर सुझाव

- जिम करने से पहले हल्का स्नैक जैसे फल या मूंगफली लें
- व्यायाम के बाद प्रोटीन युक्त आहार लें – दूध, अंडा, दालें
- कैल्शियम, आयरन और विटामिन D की पूर्ति का विशेष ध्यान रखें
- पर्याप्त पानी पिएँ – खासकर वर्कआउट के पहले और बाद

महिला सुरक्षा के दृष्टिकोण से

- अजनबी पुरुष ट्रेनर से व्यक्तिगत स्पर्श वाले व्यायाम न कराएँ
- यदि जिम असुरक्षित या असहज लगे, तुरंत प्रबंधन से बात करें
- महिला ट्रेनर हो तो और अच्छा विकल्प होता है
- अकेले देर शाम न जाएँ – हमेशा किसी साथी के साथ जाएँ

निष्कर्ष

> "महिला सशक्तिकरण सिर्फ अधिकारों से नहीं, शरीर और स्वास्थ्य से भी होता है।"

एक जागरूक महिला अपने शरीर की ज़रूरतों को समझकर जब व्यायाम करती है, तो वह केवल शारीरिक रूप से ही नहीं, मानसिक रूप से भी सशक्त बनती है।

जिम महिलाओं के लिए एक शक्ति केंद्र हो सकता है – बशर्ते वह ज्ञान, सावधानी और आत्मसम्मान के साथ जाएँ।

अध्याय 25

किशोरों (Teenagers) के लिए जिम सुरक्षा नियम

(Gym Safety Guidelines for Teenagers)

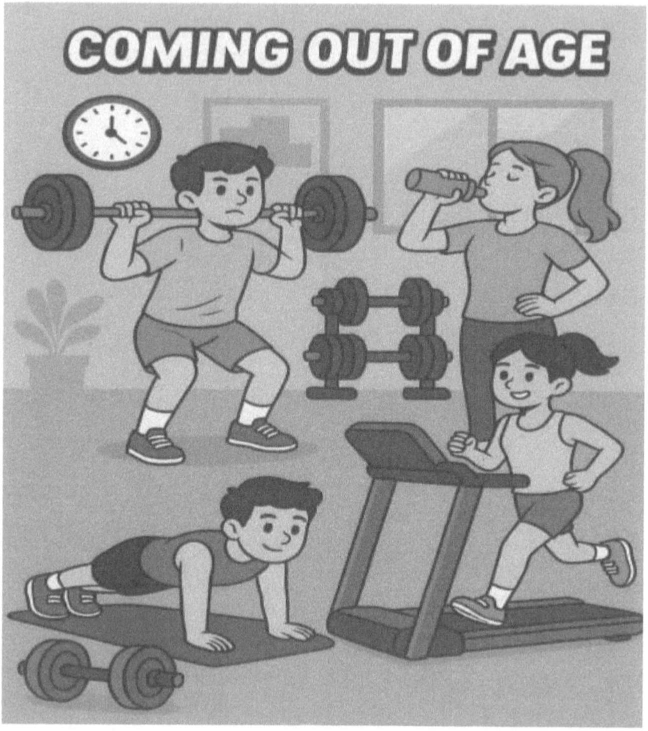

👦👧 परिचय:

आज के किशोर और युवा पहले की तुलना में अधिक फिटनेस के प्रति जागरूक हो गए हैं। स्कूल, कॉलेज, सोशल मीडिया और फिल्मों के प्रभाव से वे कम उम्र में ही जिम जाना शुरू कर रहे हैं। लेकिन यह जोश अगर मार्गदर्शन से वंचित हो, तो शरीर

को लाभ के बजाय नुकसान पहुँचा सकता है। यह अध्याय किशोरों के लिए एक मार्गदर्शक है, जिससे वे जिम को समझदारी से, सुरक्षित ढंग से और अनुशासित रूप में अपनाएँ।

🧒 क्यों किशोरों को विशेष सावधानी बरतनी चाहिए?

किशोरावस्था में हड्डियाँ और मांसपेशियाँ विकसित हो रही होती हैं। अत्यधिक वजन उठाने से growth plates (हड्डियों के सिरों के संवेदनशील हिस्से) को नुकसान पहुँच सकता है। शरीर में हार्मोनल परिवर्तन चलते रहते हैं – इन्हें समझे बिना एक्सरसाइज़ करना खतरे से खाली नहीं। इस उम्र में अनुशासन और संयम की कमी से injury की संभावना अधिक रहती है।

🏋 किशोरों के लिए जिम में आवश्यक नियम:

1. उम्र और समय सीमा:
   - 14 वर्ष की आयु के बाद ही जिम की शुरुआत करें।
   - 30 से 45 मिनट से अधिक वर्कआउट न करें।
   - सप्ताह में अधिकतम 4-5 दिन ही करें – शरीर को विश्राम दें।

2. वर्कआउट की प्रकृति:
   - शुरू में सिर्फ बॉडी वेट एक्सरसाइज़ (जैसे स्क्वैट्स, पुश-अप्स, प्लैंक) करें।
   - हल्की डम्बल्स (2 से 5 किलोग्राम) से शुरू करें, धीरे-धीरे बढ़ाएं।
   - कार्डियो (साइकलिंग, ट्रेडमिल, रस्सी कूदना) को शामिल करें।

3. डाइट का संतुलन रखें:
   - किशोरों के लिए प्रोटीन, कैल्शियम, आयरन और पानी की मात्रा पर्याप्त होनी चाहिए।
   - खाली पेट वर्कआउट न करें और वर्कआउट के तुरंत बाद बहुत भारी भोजन न करें।

4. सप्लीमेंट से दूर रहें:
   - प्रोटीन पाउडर, फैट बर्नर या स्टेरॉइड जैसी चीज़ें किशोरों के लिए बिल्कुल

हानिकारक हैं।

- केवल प्राकृतिक भोजन और डॉक्टर की सलाह पर आधारित डाइट अपनाएं।

5. प्रशिक्षक का मार्गदर्शन ज़रूरी है:

- Certified ट्रेनर के मार्गदर्शन में ही व्यायाम करें।
- अकेले नए उपकरण प्रयोग न करें।
- हर मशीन के प्रयोग से पहले पूरी जानकारी लें।

✖ किशोरों में सामान्य गलतियाँ और सुधार:

सामान्य गलती	सुधारात्मक सुझाव
बड़े वजन उठाना ताकत बढ़ाने का संकेत है	सही तकनीक और कम वजन ज़्यादा प्रभावशाली होता है
रोज़ जिम जाना ज़रूरी है	शरीर को आराम और रिकवरी का समय देना ज़रूरी है
सप्लीमेंट से शरीर जल्दी बनता है	किशोरों को सिर्फ प्राकृतिक आहार ही लेना चाहिए
YouTube देखकर नई एक्सरसाइज़ करना	बिना मार्गदर्शन के नई तकनीकें अपनाना खतरनाक है

📌 विशेष सुझाव (Teen Gym Tips):

- Posture का विशेष ध्यान रखें – कमर झुकाना या गर्दन दबाना न करें।
- स्ट्रेचिंग और वार्म-अप शुरू करने से पहले, कूल-डाउन समाप्त करने के बाद करें।
- जिम को फैशन या दिखावे का स्थान न बनाएं – इसे स्वास्थ्य सुधार का केंद्र मानें।

⊛ निष्कर्ष:

> "किशोरों को चाहिए सही दिशा, न कि केवल जोश।"

जिम एक शानदार आदत है यदि सही उम्र, सही मार्गदर्शन और संतुलन के साथ की जाए। किशोर अवस्था जीवन की नींव होती है – इसी समय अगर शरीर को सही

दिशा मिल जाए, तो आगे का जीवन स्वस्थ, आत्मविश्वासी और ऊर्जावान बन सकता है।

अध्याय 26

बुज़ुर्गों के लिए जिम और व्यायाम के निर्देश

(Gym & Exercise Guidelines for Senior Citizens)

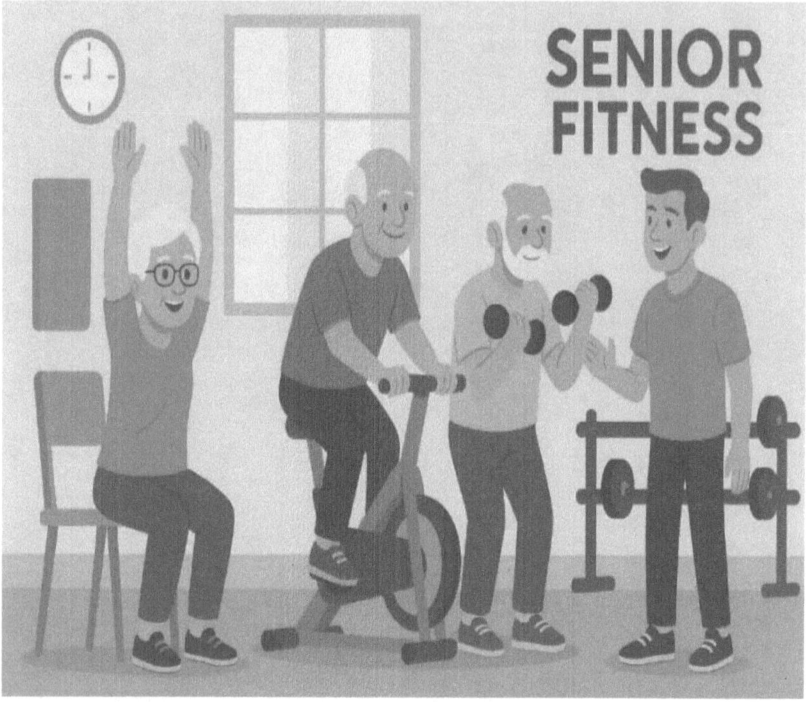

परिचय:

उम्र बढ़ने के साथ-साथ शारीरिक सक्रियता बनाए रखना अत्यंत आवश्यक हो जाता है। 50 वर्ष की आयु के बाद मांसपेशियों की ताकत, हड्डियों का घनत्व, संतुलन और सहनशक्ति में गिरावट आने लगती है। ऐसे में व्यायाम बुज़ुर्गों के लिए दवा से भी अधिक प्रभावी सिद्ध हो सकता है – यदि यह सही दिशा और सावधानी के साथ किया जाए।

🔍 व्यायाम बुज़ुर्गों के लिए क्यों ज़रूरी है?

- जोड़ों की गतिशीलता बनाए रखने के लिए
- हड्डियों के क्षरण (Osteoporosis) को रोकने के लिए
- Blood Pressure, Diabetes और मोटापे पर नियंत्रण के लिए
- मानसिक स्वास्थ्य, नींद और एकाग्रता सुधारने के लिए
- संतुलन बनाए रखने और गिरने की संभावना घटाने के लिए

✅ बुज़ुर्गों के लिए व्यायाम करते समय आवश्यक सावधानियाँ:

1. डॉक्टरी परामर्श लें: व्यायाम शुरू करने से पहले डॉक्टर से ECG, BP, हड्डियों की स्थिति और हृदय की जाँच करवा लें।
2. सामान्य रूप से शुरू करें: शुरुआत हल्के स्ट्रेचिंग, वॉकिंग और धीमे-धीमे कार्डियो (जैसे स्थिर साइकलिंग) से करें। पहले हफ्ते सिर्फ 15-20 मिनट प्रतिदिन करें, फिर धीरे-धीरे बढ़ाएँ।
3. भार उठाने में सावधानी: बहुत हल्के डम्बल्स (1-3 किलोग्राम) का उपयोग करें। Compound या भारी मशीनों से बचें – खासकर जिनसे रीढ़ पर दबाव आता है।
4. संतुलन बनाए रखने वाले व्यायाम करें: Chair squats, heel-to-toe walk, wall support yoga जैसी क्रियाएँ गिरने की संभावना को कम करती हैं।
5. वार्म-अप और कूल-डाउन अनिवार्य: व्यायाम से पहले हल्की स्ट्रेचिंग और बाद में विश्राम (cool-down) अवश्य करें।

✕ बुज़ुर्गों में आम गलतियाँ और समाधान:

गलती	समाधान
बिना वार्मअप के व्यायाम करना	हर बार 5-10 मिनट का वार्मअप ज़रूरी
अधिक वजन उठाना	शरीर की सीमा के अनुसार हल्के वजन का प्रयोग करें
लगातार व्यायाम करना	हफ्ते में 2-3 दिन का विश्राम ज़रूरी
पानी कम पीना	व्यायाम के दौरान और बाद में पानी पीते रहें

💡 विशेष सुझाव (Senior Gym Tips):

- हमेशा जुते पहनकर ही व्यायाम करें – नंगे पैर न रहें।
- Spotter या सहायक व्यक्ति की उपस्थिति आवश्यक हो, खासकर नई मशीनों पर।
- मशीनों को बहुत धीरे और नियंत्रित गति में प्रयोग करें।
- योग और प्राणायाम को अपनी दिनचर्या में ज़रूर शामिल करें।

• साँस को रोककर कोई व्यायाम न करें – हर क्रिया के साथ श्वास का तालमेल रखें।

अनुशंसित व्यायाम सूची:

प्रकार	उदाहरण
कार्डियो	वॉकिंग, साइकलिंग, ट्रेडमिल (धीमी गति)
स्ट्रैंथ	डम्बल्स से Bicep curl, Leg raise
संतुलन	Heel-to-toe walk, Chair yoga
लचीलापन	Arm stretch, Neck rotation

निष्कर्ष:

> "व्यायाम उम्र नहीं देखता, पर समझदारी ज़रूर मांगता है।"

बुज़ुर्गों के लिए जिम और व्यायाम जीवन को अधिक स्वतंत्र, सक्रिय और गरिमामयी बनाते हैं। परन्तु अति करने से शरीर को लाभ के स्थान पर हानि हो सकती है। इसलिए, समझदारी, नियमबद्धता और चिकित्सकीय सलाह के साथ व्यायाम को अपनाएँ।

अध्याय 27

फिटनेस और सुरक्षा – जीवन की नई सोच

(Fitness & Safety - A New Way of Living)

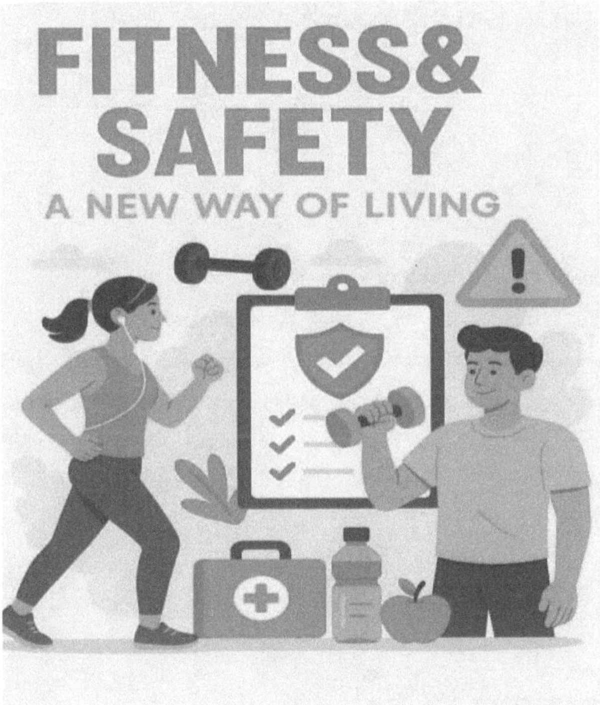

🏆 भूमिका:

फिटनेस अब सिर्फ़ जिम तक सीमित शब्द नहीं है, बल्कि यह एक सोच है, एक जीवनशैली है। अगर शरीर स्वस्थ है, मन शांत है और दिनचर्या संतुलित है – तो यही सच्ची फिटनेस है। यह अध्याय इस पुस्तक का सार प्रस्तुत करता है – कैसे हम जिम को एक सुरक्षित साधन और फिटनेस को समग्र जीवन दर्शन बना सकते हैं।

🧘 फिटनेस का सही दृष्टिकोण:

- सिर्फ़ दिखावे के लिए नहीं, बल्कि स्वास्थ्य के लिए व्यायाम करें।
- सिर्फ़ शरीर नहीं, मन और आत्मा को भी सक्रिय रखें।
- फैशन के पीछे नहीं, विज्ञान और विवेक के साथ आगे बढ़ें।
- दूसरों से तुलना नहीं, अपने पिछले संस्करण से तुलना करें।

🔑 जीवन के लिए फिटनेस के 5 सूत्र:

1. नियमितता: व्यायाम एक आदत होनी चाहिए, अवसर नहीं।
2. संतुलन: आहार, व्यायाम और विश्राम - तीनों का तालमेल ज़रूरी है।
3. सुरक्षा: व्यायाम में सावधानी रखना भी उतना ही महत्वपूर्ण है जितना कठिन अभ्यास करना।
4. स्वाभाविकता: जो आपको अच्छा लगे, वही अपनाएं - मजबूरी नहीं, रुचि से करें।
5. सतत विकास: धीरे-धीरे प्रगति करें, एक ही दिन में सब कुछ पाने की दौड़ न लगाएँ।

🔍 सुरक्षा को बनाएँ प्राथमिकता:

- जिम में गर्म-अप और कूल-डाउन अनिवार्य बनाएं।
- उपकरणों का उपयोग सीखकर करें – बिना ज्ञान के प्रयोग करना दुर्घटना को बुलावा है।
- चोट या थकावट के संकेतों को अनदेखा न करें।
- सप्लीमेंट, भारी लिफ्टिंग या नई तकनीकें अपनाने से पहले सही मार्गदर्शन लें।

▧ इस पुस्तक से क्या सीखा:

- व्यायाम का विज्ञान
- शरीर की सीमाओं की समझ
- गलतियों से कैसे बचें
- संतुलित दिनचर्या का निर्माण
- सप्लीमेंट्स, पोषण और हाइड्रेशन की सही जानकारी
- मानसिक दृढ़ता, अनुशासन और दीर्घकालीन सोच

🌄 आगे का मार्ग:

अब जब आपने इस गाइड को पढ़ा है, तो यह केवल जानकारी का अंत नहीं, बल्कि अभ्यास का आरंभ है। आपका शरीर आपका सबसे बड़ा सहयोगी है - इसकी देखभाल करें, इसकी भाषा को समझें और इसे मजबूती के साथ विकसित करें।

✨ समापन विचार:

"व्यायाम सिर्फ शरीर को नहीं, सोच को भी आकार देता है। सुरक्षित अभ्यास, संयमित आहार और सकारात्मक दृष्टिकोण – यही है सच्ची फिटनेस का मार्ग।"

आपका शरीर आपका मंदिर है। उसे प्रेम, सम्मान और अनुशासन के साथ साधिए।

अध्याय 28

योग और जिम का संतुलन: सम्पूर्ण स्वास्थ्य की ओर

Yoga and Gym Balance: Towards Complete Wellness

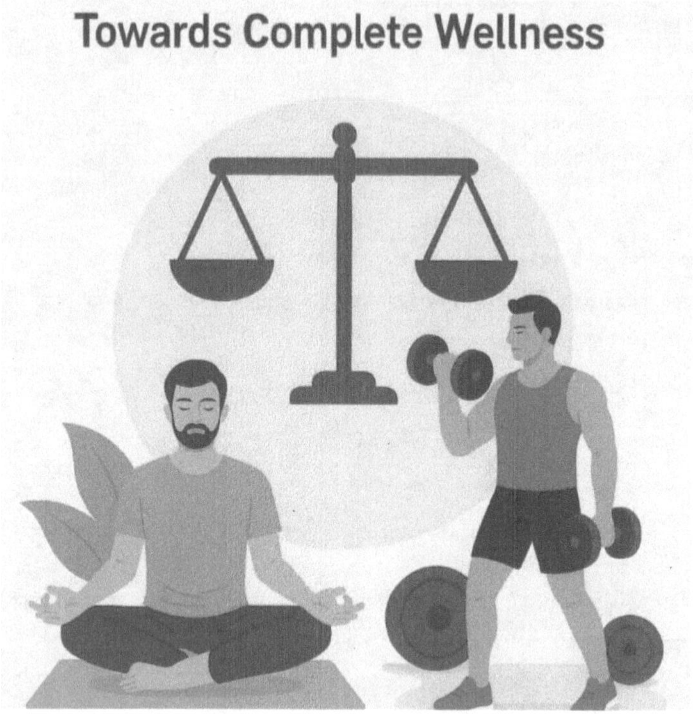

आज की व्यस्त जीवनशैली में अधिकतर लोग शरीर को फिट रखने के लिए जिम का सहारा लेते हैं, जबकि मानसिक शांति के लिए योग की ओर झुकते हैं। यह दोनों पद्धतियाँ अपने-अपने क्षेत्र में उपयोगी हैं, लेकिन यदि इन्हें समझदारी से जोड़ा जाए तो शरीर, मन और आत्मा - तीनों का संतुलन स्थापित हो सकता है।

🏋 जिम - शारीरिक शक्ति और मांसपेशियों का विकास

जिम में की जाने वाली एक्सरसाइज़ विशेषकर मांसपेशियों (muscles) को ताकतवर बनाती हैं। यह उन लोगों के लिए बेहद लाभकारी है जो थकावट, शरीर में कमजोरी, या कंधों में सूजन जैसी समस्याओं से जूझते हैं। जैसे-जैसे उम्र बढ़ती है, सामान्य गतिविधियों जैसे चलना, भारी सामान उठाना आदि कठिन हो जाता है। ऐसे में जिम की strength training शरीर में शक्ति भरती है और जीवन को सक्रिय बनाए रखती है।

⚠ ध्यान दें: जिम का अभ्यास प्रशिक्षक (instructor) की देखरेख में ही करें, अन्यथा गलत व्यायाम से हड्डियों या जोड़ों को नुकसान पहुँच सकता है।

🧘 योग - आंतरिक प्रणाली का सन्तुलन और शुद्धिकरण

योग केवल व्यायाम नहीं, एक जीवनशैली है। यह शरीर के अंदरूनी अंगों और प्रणालियों जैसे नर्वस सिस्टम, सर्क्युलेटरी सिस्टम, डाइजेस्टिव सिस्टम और एंडोक्राइन सिस्टम पर सकारात्मक प्रभाव डालता है। प्राणायाम और ध्यान मानसिक स्पष्टता, भावनात्मक स्थिरता और आत्मिक ऊर्जा प्रदान करते हैं।

योग के प्रमुख लाभ:
- रक्तचाप और मधुमेह को नियंत्रित करता है
- शरीर से विषैले तत्व (toxins) निकालता है
- तनाव और चिंता को कम करता है
- नींद और पाचन को सुधारता है
- शरीर में लचीलापन (flexibility) लाता है

🔄 जहाँ जिम से शरीर मजबूत होता है, वहीं योग से शरीर और मन दोनों संतुलित होते हैं।

😊 योग और जिम का आदर्श संयोजन: कब, कितना और कैसे?

इन दोनों पद्धतियों को सामंजस्यपूर्वक अपनाकर आप संपूर्ण स्वास्थ्य प्राप्त कर सकते हैं। नीचे कुछ व्यावहारिक सुझाव दिए जा रहे हैं:

1. जिम से पहले - सूर्य नमस्कार को वार्मअप के रूप में अपनाएँ (5-10 मिनट)। इससे शरीर सक्रिय होता है और injury की संभावना घटती है।

2. जिम के 15-20 मिनट बाद - थोड़ा विश्राम करके प्राणायाम करें - जैसे भ्रामरी, अनुलोम-विलोम, शीतली आदि। यह cooling down process को सहज और प्रभावशाली बनाता है। इससे नसों में शांति आती है, रक्तसंचार सामान्य होता है और थकावट जल्दी दूर होती है।

3. सप्ताहिक संयोजन उम्र के अनुसार:

- 18 से 40 वर्ष के व्यक्ति: 4 दिन जिम + 2 दिन योग - ताकत के साथ लचीलापन और मानसिक संतुलन।
- 40 वर्ष से अधिक आयु के व्यक्ति: 4 दिन योग + 2 दिन हल्का जिम - आंतरिक स्वास्थ्य को प्राथमिकता देते हुए शक्ति का संतुलन बनाए रखें।

4. एक दिन पूर्ण विश्राम: सप्ताह में एक दिन शरीर को पूरा आराम दें या केवल ध्यान करें।

🧘 + 🏋 योग और जिम - एक-दूसरे के पूरक

- जिम से बाहरी काया मजबूत होती है
- योग से आंतरिक प्रणालियाँ और मन संतुलित होता है
- योग flexibility बढ़ाता है, जो जिम में अक्सर उपेक्षित रह जाती है
- जिम muscles और endurance देता है, जो केवल योग से नहीं मिलता

इन दोनों को मिलाकर आप एक ऐसे स्वस्थ जीवन की ओर बढ़ सकते हैं जिसमें शक्ति, स्फूर्ति, मानसिक शांति और लचीलापन सभी सम्मिलित हों।

🔚 निष्कर्ष

योग और जिम कोई प्रतिस्पर्धी पद्धतियाँ नहीं हैं, बल्कि वे एक-दूसरे के पूरक हैं। आज के युग में शरीर को केवल बाहरी शक्ति से नहीं, बल्कि आंतरिक संतुलन से भी मजबूत बनाना आवश्यक है। यदि सही ढंग से दोनों का संयोजन किया जाए तो व्यक्ति सम्पूर्ण स्वास्थ्य, मानसिक संतुलन और आध्यात्मिक ऊर्जा को एक साथ पा सकता है।

अध्याय 29

स्वस्थ उम्र का सूत्र – बुज़ुर्गों की जिम और योग यात्रा

Healthy Ageing Formula - Gym and Yoga Journey for the Elderly

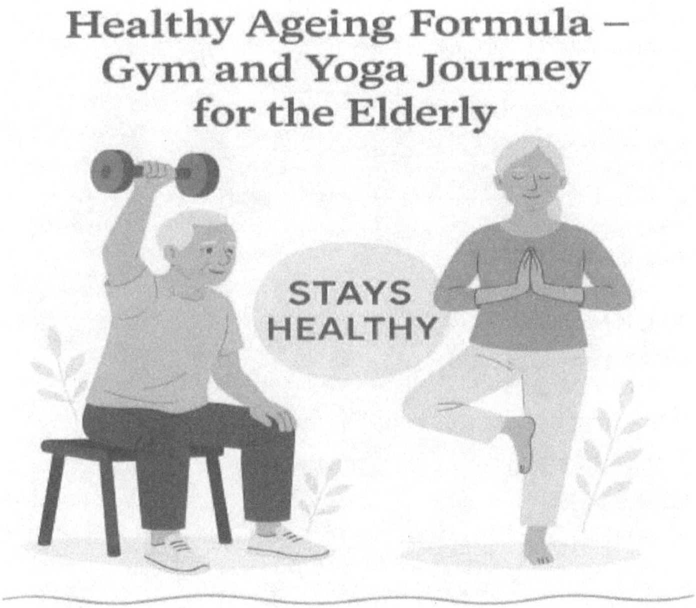

भूमिका: समाज के हर वर्ग के लिए स्वास्थ्य की आवश्यकता है, लेकिन बुज़ुर्गों के लिए यह और भी महत्वपूर्ण हो जाता है। आयु बढ़ने के साथ शरीर की शारीरिक क्षमताओं में स्वाभाविक कमी आती है, जिससे उन्हें विशेष देखभाल और मार्गदर्शन की आवश्यकता होती है। आज के बदलते सामाजिक परिदृश्य में यह आवश्यक है कि हम बुज़ुर्गों के स्वास्थ्य, आत्मबल और गरिमा की रक्षा करते हुए उन्हें एक सम्मानजनक जीवनशैली उपलब्ध कराएं।

वर्तमान में भारत के शहरी क्षेत्रों में तेजी से विकसित हो रही आवासीय सोसाइटियाँ, क्लब हाउस, जिम और स्विमिंग पूल जैसी सुविधाओं से सुसज्जित होती हैं, लेकिन दुर्भाग्यवश इनमें बुज़ुर्गों की आवश्यकताओं को शायद ही ध्यान में रखा जाता है। अधिकतर सुविधाएं केवल युवाओं को ध्यान में रखकर बनाई जाती हैं, जिससे बुज़ुर्ग स्वयं को उपेक्षित और असहज अनुभव करते हैं।

बुज़ुर्गों के लिए विशेष जिम की आवश्यकता क्यों?

जब कोई वरिष्ठ नागरिक किसी जिम में प्रवेश करता है और वहां केवल युवा शरीर और आक्रामक व्यायाम शैली देखता है, तो उनके मन में संकोच उत्पन्न होता है। वे सोचते हैं कि शायद यह स्थान उनके लिए नहीं है। यही मानसिकता उनके स्वास्थ्य सुधार के प्रयासों में बाधा बन जाती है।

इसलिए बुज़ुर्गों के लिए ऐसा जिम वातावरण होना चाहिए:

- जहाँ उन्हें सम्मान और अपनापन मिले।
- जहाँ प्रशिक्षक वृद्धजन स्वास्थ्य और व्यायाम की समझ रखते हों।
- जहाँ व्यायाम उनकी क्षमता और आवश्यकता अनुसार हो, न कि प्रतिस्पर्धा आधारित।

विशेष केंद्रों की परिकल्पना

एक समर्पित "वरिष्ठ स्वास्थ्य केंद्र" की परिकल्पना की जानी चाहिए जहाँ निम्नलिखित सुविधाएं एक ही छत के नीचे उपलब्ध हों:

- हल्के जिम उपकरण (कम भार वाले, सरल उपयोग वाले मशीनें)
- योग और ध्यान सत्र (संधि संचालन, प्राणायाम, ध्यान)
- फिजियोथेरेपी कक्षाएं
- प्राकृतिक चिकित्सा (Naturopathy) सलाह
- व्यक्तिगत स्वास्थ्य मार्गदर्शन और खानपान सलाह

पारिवारिक सहयोग और सामाजिक दृष्टिकोण

आज के परिवारों में बहुत से बच्चे चाहते हैं कि उनके माता-पिता स्वस्थ और सक्रिय रहें। वे उनके लिए खर्च करने को भी तैयार हैं, लेकिन उचित और विश्वसनीय केंद्रों की अनुपलब्धता उन्हें असमंजस में डाल देती है।

दूसरी ओर, समाज में आज भी यह रूढ़िवादी सोच बनी हुई है कि बुज़ुर्गों का कार्य अब केवल पूजा-पाठ या विश्राम है। यह दृष्टिकोण उन्हें निष्क्रियता की ओर धकेलता है।

परिवर्तन की दिशा में कदम

हमें यह समझना होगा कि:

- बुज़ुर्गों को भी सम्मानपूर्वक जीवन जीने का अधिकार है।
- उन्हें भी स्वास्थ्य, फिटनेस और आत्मबल की आवश्यकता है।
- एक सशक्त बुज़ुर्ग समाज, एक सशक्त राष्ट्र का आधार है।

सुझाव:

- रेजिडेंशियल सोसाइटियों और क्लब हाउस में वरिष्ठ नागरिकों के लिए विशेष समय और स्थान निर्धारित किए जाएं।
- प्रशिक्षित बुज़ुर्ग विशेषज्ञ (senior-friendly trainers) नियुक्त किए जाएं।
- दिन के विशेष समय में केवल वरिष्ठ नागरिकों के लिए केंद्र संचालित हो।
- सामाजिक संगठनों द्वारा "वरिष्ठ स्वास्थ्य जागरूकता अभियान" चलाए जाएं।

निष्कर्ष

बुज़ुर्ग समाज की वह नींव हैं जिस पर आज की पीढ़ियाँ खड़ी हैं। उन्हें शारीरिक, मानसिक और सामाजिक रूप से सक्रिय रखना केवल उनका अधिकार ही नहीं, समाज की ज़िम्मेदारी भी है। 'स्वस्थ उम्र का सूत्र' यही है कि हम उन्हें यथासंभव स्वास्थ्यपूर्ण, सम्मानजनक और आत्मनिर्भर जीवन प्रदान करें।

यह अध्याय इसी दिशा में एक विनम्र प्रयास है – जिससे जिम और योग, दोनों को बुज़ुर्गों की ज़रूरतों के अनुसार ढालकर एक नए युग की शुरुआत की जा सके।

अध्याय 30

केवल पेट कम करने की ज़िद: कैसे बन जाती है कमर की सबसे बड़ी दुश्मन

The Obsession with Belly Fat: How It Becomes the Worst Enemy of Your Back

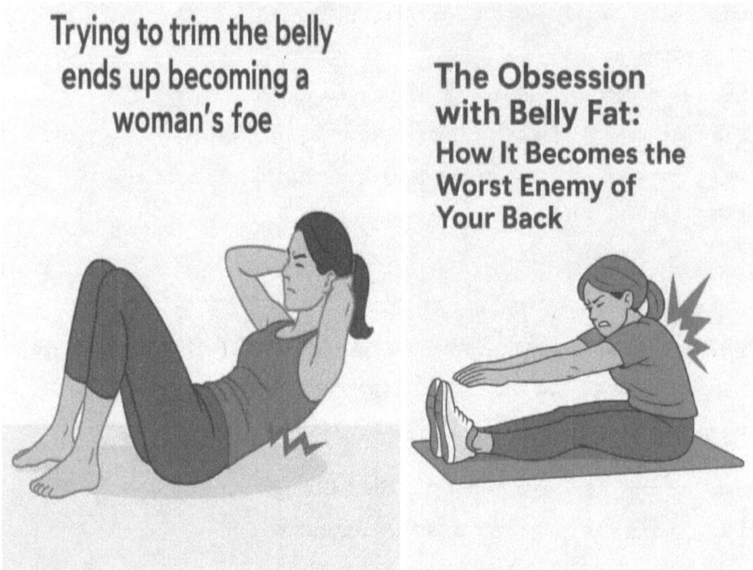

परिचय

आज का युवा वर्ग हो या गृहस्थ जीवन जी रहे पुरुष-महिलाएँ – जिम जाने का सबसे आम उद्देश्य होता है पेट कम करना, ख़ासकर बेली फैट घटाना। क्योंकि यह शरीर का वही हिस्सा है जो सबसे पहले लोगों की नजर में आता है – शादी हो या कोई सामाजिक समारोह, पेट बाहर निकला हो तो शर्मिंदगी महसूस होती है।

लेकिन इस "दिखने वाली समस्या" को दूर करने के चक्कर में लोग जो अदृश्य जोखिम आमंत्रित कर रहे होते हैं, वह है – कमर की क्षति। और दुर्भाग्यवश, उन्हें इसका पता तब लगता है जब बहुत देर हो चुकी होती है।

1. बाहरी सौंदर्य बनाम आंतरिक संतुलन

"हम पेट को आकर्षक बनाना चाहते हैं, लेकिन रीढ़ को नज़रअंदाज़ कर देते हैं।"

लोग जिम में belly fat को लक्षित करने वाले व्यायामों (जैसे crunches, leg raises, planks) पर अत्यधिक ज़ोर देते हैं। लेकिन वे भूल जाते हैं कि पेट की मांसपेशियाँ जितनी महत्वपूर्ण हैं, उतनी ही आवश्यक हैं कमर की मांसपेशियाँ।

बिना संतुलन के किया गया abdominal training = कमर पर खिंचाव = disc दबाव = nerve compression = और भविष्य में chronic low back pain

2. पेट और कमर: एक ही सिक्के के दो पहलू

Core Strength का मतलब सिर्फ six-pack नहीं होता। Core का मतलब होता है पूरा कमर-पेट क्षेत्र, जिसमें शामिल होते हैं:

Rectus abdominis (पेट की सामने की मांसपेशियाँ)
Obliques (साइड की मांसपेशियाँ)
Transversus abdominis (गहरी पेट की मांसपेशी)
Erector spinae और multifidus (रीढ़ की पीछे की सहायक मांसपेशियाँ)

यदि आप सिर्फ पेट पर काम करते हैं और पीठ पर नहीं, तो यह असंतुलन:

- शरीर की मुद्रा को बिगाड़ देता है
- रीढ़ की प्राकृतिक वक्रता को तोड़ देता है
- मांसपेशियों में तनाव पैदा करता है
- disc को बाहर की ओर धकेल सकता है

3. जल्दी परिणाम पाने की होड़: धीमे ज़हर जैसी

लोग चाहते हैं कि 10 दिन में पेट अंदर हो जाए, कमर पतली दिखे। इसलिए:

- हर दिन केवल abs workout

- दिन में दो बार crunches
- भारी वज़न के साथ sit-ups
- बिना स्ट्रेचिंग, बिना recovery

यह सब मिलकर कमर पर अत्यधिक दबाव डालते हैं। और फिर आता है पहला संकेत:

- कमर में खिंचाव
- बैठने में दर्द
- आगे झुकने में तकलीफ़
- धीरे-धीरे यह दर्द sciatic pain या disc problem में बदल जाता है

4. सिद्धांत: पहले कमर को मजबूत करें, फिर पेट को आकार दें

"अगर घर की नींव मजबूत नहीं है, तो छत गिरना तय है।"

बिना कमर को मजबूत किए, पेट की कठोर एक्सरसाइज़ करना, शरीर के लिए खतरा है।

✅ सही क्रम होना चाहिए:

1. Back strengthening exercises (जैसे superman pose, bird-dog, cobra, pelvic tilts)
2. Core stabilization (planks with back support, dead-bugs)
3. तब जाकर abdominal toning exercises करें (जैसे crunches, flutter kicks, mountain climbers)

Back को पहले train करना जरूरी है, ताकि वह पेट के संकुचन (contraction) को सह सके।

5. क्या करें? - सुरक्षित पेट कम करने का मार्ग

- शुरुआत करें core awareness से, न कि केवल belly burn से
- सप्ताह में केवल 3 दिन करें abdominal focused exercises
- हर abdominal session के साथ करें back extension

- कोई भी abs exercise करते समय spinal alignment बनाए रखें
- यदि कभी भी कमर में असहजता हो, तुरंत अभ्यास रोकें

6. डॉक्टर के पास पहुँचने से पहले चेत जाएं

पेट की सुंदरता के पीछे भागते-भागते यदि आपने कमर को भुला दिया, तो एक दिन MRI रिपोर्ट में मिलेगा – "L4-L5 disc bulge causing left-sided nerve compression."

उस दिन आपको समझ आएगा कि "पेट तो कम हो गया, पर रीढ़ ने जवाब दे दिया।"

👉 और यह भी देखा गया है कि जो लोग लगातार केवल पेट की कसरतों पर अत्यधिक ज़ोर देते हैं, वे अनजाने में अपनी रीढ़ की हड्डी में 'Anterolisthesis', 'Disc Bulge' या 'Disc Degeneration' जैसी जटिल समस्याओं को आमंत्रित कर बैठते हैं। ये समस्याएँ धीरे-धीरे पनपती हैं और वर्षों बाद गंभीर रूप लेकर सामने आती हैं।

निष्कर्ष

"पेट को कम करना है तो पहले कमर को समझो।"
"Core का मतलब केवल पेट नहीं, कमर भी है।"
"संतुलन से ही स्वस्थता आती है – जल्दबाज़ी से नहीं।"

यदि आप वाकई में फिट और आकर्षक बनना चाहते हैं, तो सबसे पहले अपना शरीर समझिए, संतुलन से चलिए, और जिम को सौंदर्य का साधन नहीं, स्वास्थ्य का माध्यम बनाइए।

अध्याय 31

अनदेखा दर्द, छुपा खतरा: मांसपेशियों के दर्द से शुरू होकर रीढ़ की नसों तक पहुँची समस्या

Hidden Pain, Silent Threat: From Muscle Soreness to Spinal Nerve Issues

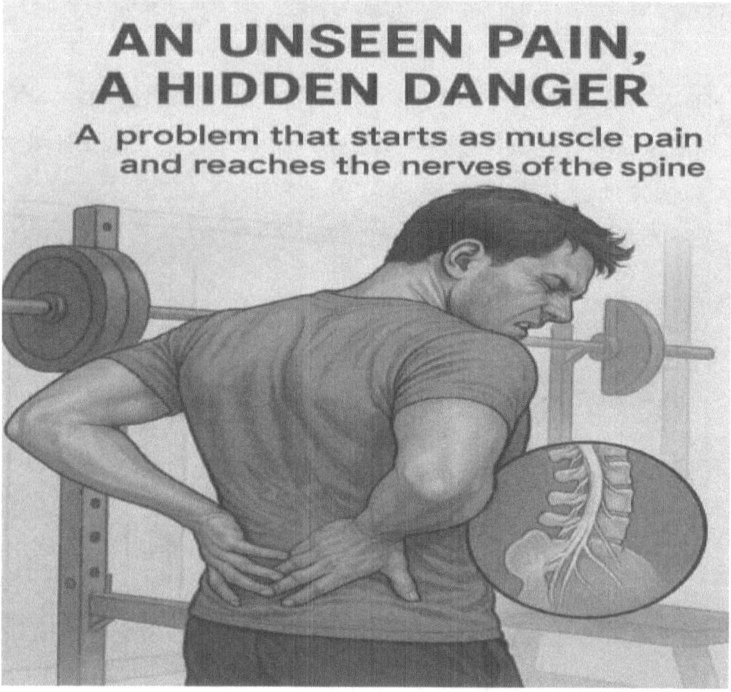

परिचय

जिम में व्यायाम करते समय जब कोई व्यक्ति अपनी क्षमता से अधिक वज़न उठाता है, अधिक रेपिटिशन करता है या बिना पर्याप्त स्ट्रेचिंग के किसी कठिन अभ्यास को करता है – तो अक्सर शरीर में हल्का या मध्यम मांसपेशियों का दर्द (muscle pain) होता है। यह दर्द सामान्य प्रतीत होता है और कुछ दिनों के आराम से ठीक भी हो जाता है। लेकिन यही वह

पहला संकेत हो सकता है किसी गंभीर रीढ़ संबंधित समस्या का, जिसे हम नज़रअंदाज़ कर देते हैं।

1. दर्द का प्रारंभ – सामान्य लगता है, लेकिन...

जैसे ही हम कोई नया या अधिक चुनौतीपूर्ण व्यायाम करते हैं (विशेष रूप से डेडलिफ्ट, लेग प्रेस, बैक एक्सटेंशन आदि), तो कमर, पीठ या कंधों में हल्का खिंचाव या दर्द महसूस होता है। आम धारणा होती है कि यह "नॉर्मल सॉरनेस" है। दो-तीन दिन आराम करने पर जब दर्द चला जाता है, तो हम यह मान लेते हैं कि अब सब ठीक है। यहीं सबसे बड़ी भूल होती है।

2. जब मांसपेशियों का दर्द असल में Disc Bulge की चेतावनी हो

वास्तव में कई बार यह दर्द केवल मांसपेशियों का नहीं होता, बल्कि:

- Spinal Disc पर दबाव पड़ता है
- Disc का हल्का सा bulge हो जाता है
- यह disc किसी nerve root को धीरे-धीरे दबाने लगती है

शुरुआत में दर्द गायब हो जाता है, लेकिन कुछ सप्ताह या महीनों के बाद जब नस पर दबाव बढ़ता है, तो लक्षण दूसरे रूप में सामने आते हैं – और यही गुमराही का कारण बनते हैं।

3. जब समस्या रीढ़ में हो, पर लक्षण पैरों में दिखें

ज्यादातर लोग यह समझ ही नहीं पाते कि:

- पैरों में झुनझुनी (tingling)
- अंगुलियों में जलन या सुन्नता
- पैर के किसी हिस्से में कमजोरी या असंतुलन
- हल्का झटका या स्पर्श-संवेदन की कमी

ये सभी लक्षण कमर के दर्द से सीधे जुड़े हो सकते हैं। लेकिन क्योंकि कमर का दर्द अब खत्म हो चुका होता है, तो हम इसे किसी और कारण से जोड़ते हैं – जैसे नस चढ़ गई होगी, विटामिन की कमी होगी, या गैस की समस्या है।

4. युवावस्था की अनदेखी – वृद्धावस्था का संकट

जवान शरीर इन छोटी-छोटी समस्याओं को कुछ समय तक सहन कर लेता है, लेकिन जब:

- उम्र बढ़ती है
- रीढ़ की डिस्क का जलांश कम होता है
- मांसपेशियाँ और लिगामेंट कमज़ोर होते हैं

तो पहले का वह disc bulge या स्लिप डिस्क की समस्या गंभीर रूप ले लेती है।

वह व्यक्ति जो 25 साल की उम्र में ओवरलोडिंग कर चुका था, वह 40 साल की उम्र में sciatica या chronic low back pain से पीड़ित हो सकता है।

5. डॉक्टर और सलाहकार भी कई बार चूक जाते हैं

कई बार जब लक्षण पैर में दिखते हैं, तो:

- डॉक्टर केवल लोकल इलाज करते हैं
- विटामिन, फिजियोथैरेपी, या painkiller देते हैं
- असल वजह (कमर की disc दबाव) पकड़ी नहीं जाती

जब MRI होता है तब पता चलता है कि problem तो disc bulge थी, जो कई साल पहले जिम में ओवरलोडिंग के कारण हुई थी।

6. कैसे पहचानें यह सामान्य दर्द नहीं है?

कुछ संकेत जो दर्शाते हैं कि दर्द को नजरअंदाज़ नहीं करना चाहिए:

- मांसपेशियों का दर्द 3 दिन से ज्यादा बना रहे
- कमर के दर्द के बाद पैरों में झुनझुनी शुरू हो
- पैरों में कमजोरी या चाल में फर्क महसूस हो
- रात को सोते समय पैर भारी लगें

7. बचाव और समाधान

- ओवरलोडिंग से बचें: शुरुआत में शरीर को धीरे-धीरे तैयार करें
- फॉर्म पर ध्यान दें, न कि वज़न पर
- कोर मसल्स को मजबूत करें – यह रीढ़ की रक्षा कवच है

- किसी भी मांसपेशियों के दर्द को हल्के में न लें
- समय रहते विशेषज्ञ की सलाह लें

निष्कर्ष

"हर दर्द को मांसपेशियों का दर्द समझना सबसे बड़ा भ्रम है।"

"जो दर्द आज दिखता है वह कल चला जाएगा – पर उसका असर दशकों तक रह सकता है।"

इस अध्याय का उद्देश्य यही है कि युवा वर्ग अपने शरीर की आवाज़ को सुने, समझे, और जिम में केवल मांसपेशियों की शक्ति नहीं, बल्कि रीढ़ की सुरक्षा को भी प्राथमिकता दे। यही आज का जागरूक व्यायामी कहलाता है।

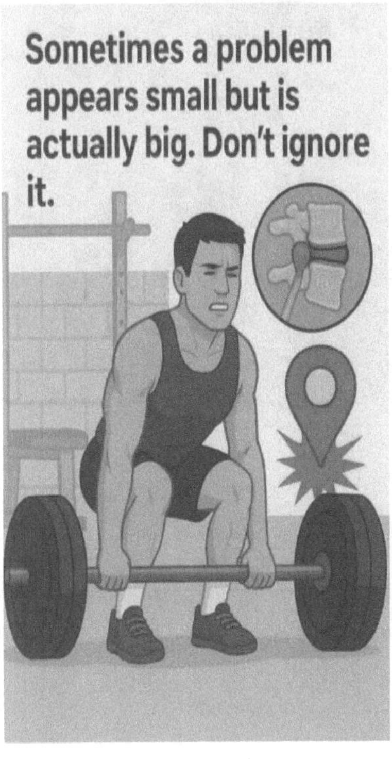

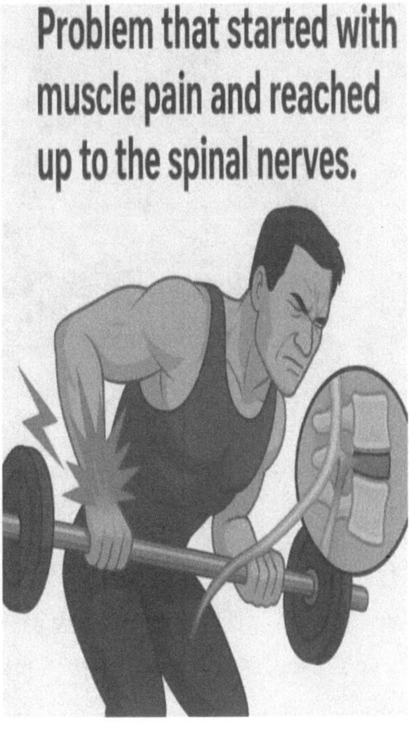

अध्याय 32

स्टैटिक चार्ज और जिम - एक अनदेखा खतरा

Static Charge and the Gym - A Hidden Danger

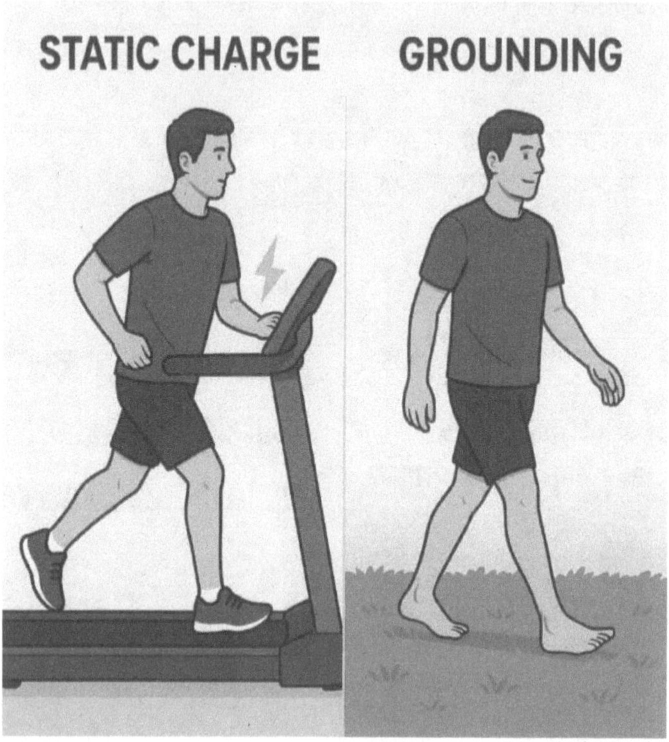

"आप जब जिम में मशीन को छूते हैं और अचानक झटका सा महसूस करते हैं, तो वह सिर्फ एक 'चोट' नहीं – वह आपका शरीर बोल रहा है कि उसके अंदर कुछ जमा हो रहा है, जो बाहर निकलना चाहता है - वह है स्टैटिक चार्ज।"

1. स्टैटिक चार्ज क्या है और जिम में यह क्यों बनता है?

स्टैटिक चार्ज (Static Charge) का मतलब होता है शरीर में इलेक्ट्रॉनों का असंतुलन। जब दो सतहें आपस में रगड़ती हैं – जैसे आपकी त्वचा और कपड़ा, जूते और जिम की फर्श, मशीन की ग्रिप और हथेली – तो इलेक्ट्रॉन एक सतह से दूसरी पर चले जाते हैं।

जिम में ये चार कारण प्रमुख हैं:

1. तेज गति से मूवमेंट (Movement)
2. सिंथेटिक कपड़े और रबर सोल जूते
3. लोहे की मशीनें और इंसुलेटेड फ्लोरिंग
4. कम नमी वाला वातवरण (AC जिम)

2. कैसे समझें कि शरीर में स्टैटिक चार्ज जमा हो रहा है?

- मशीन को छूते समय झटका लगना
- कभी-कभी हल्की चुभन या जलन
- बालों का खड़े हो जाना
- मेटल के नज़दीक चटचटाहट
- त्वचा पर सूखापन और खुजली
- सिर में भारीपन या मानसिक चिड़चिड़ापन

3. लगातार स्टैटिक चार्ज बने रहने से क्या नुकसान हो सकते हैं?

- मस्तिष्क पर असर: ब्रेन वेव में गड़बड़ी, माइग्रेन, थकान
- नींद में बाधा: अनिद्रा या बेचैनी
- मूड स्विंग्स और चिड़चिड़ापन
- नर्वस सिस्टम की अस्थिरता
- दिल की धड़कनों में अनियमितता
- इलेक्ट्रोमैग्नेटिक संतुलन का बिगड़ना
- लंबे समय तक जमा रहने पर न्यूरोलॉजिकल समस्याएं

4. स्टैटिक चार्ज को जिम के दौरान या बाद में कैसे निकाला जाए (Release Methods)?

☑ A. Immediate Relief Techniques (तुरंत प्रभाव के लिए):

1. जमीन को छूना (Earthing):
- नंगे पैर मिट्टी पर चलना (5-10 मिनट)
- लोहे या तांबे की वस्तु को कुछ सेकंड तक छूना
- वर्कआउट के बाद वॉशरूम के मेटल नल या पाइप को पकड़ना

2. Epsom Salt Foot Bath (नमक वाला पाँव स्नान):
- एक टब में गुनगुना पानी + 2 चम्मच Epsom Salt
- 10 मिनट पाँव डुबोएं - इलेक्ट्रिक चार्ज बाहर निकलता है।

3. सिर पर सामान्य तापमान का पानी डालना:
- जिम से आने के बाद स्नान करते समय सिर पर पहले सामान्य तापमान (ना बहुत ठंडा, ना बहुत गर्म) का पानी डालना लाभदायक होता है।
- विशेष ध्यान दें: यदि शरीर अत्यधिक गर्म हो (जैसे दौड़ के बाद या पसीना बहुत हो), तो सिर पर पानी डालने से पहले कुछ मिनट शांत बैठें।
- यह सुनिश्चित करें कि पानी का तापमान आपके शरीर से अधिक अंतर में न हो।

☑ B. कपड़ों और उपकरणों में बदलाव:
- Cotton कपड़े पहनें – सिंथेटिक से बचें
- जूतों के सोल में लेदर या Anti-static Insole
- सांस लेने योग्य, loose फिट कपड़े

☑ C. वर्कआउट के बाद Grounding Practices:
- नंगे पैर घास पर चलना
- ध्यान (Meditation) + प्राणायाम (Nadi Shodhan, Bhramari)
- स्नान से पहले सिर पर सामान्य तापमान का पानी डालना (यदि मानसिक थकान या static charge हो)

5. यदि आप Static Charge को नियमित रूप से Release करते हैं, तो आपको क्या फायदे मिलते हैं?

- मानसिक शांति और संतुलन
- बेहतर नींद और थकान में कमी
- Electromagnetic संतुलन बेहतर होना
- व्यायाम के प्रभाव में वृद्धि
- Brain clarity और focus बढ़ना
- हृदय और तंत्रिका तंत्र पर सकारात्मक प्रभाव

निष्कर्ष:

"स्टैटिक चार्ज एक अदृश्य बोझ है, जो हर मूवमेंट के साथ शरीर में बनता है। अगर आप इसे समय रहते बाहर नहीं निकालते, तो यह आपको भीतर ही भीतर कमजोर करता जाता है।"

जिम केवल शरीर को मजबूत करने का स्थान नहीं है – यह शरीर और दिमाग के बीच संतुलन की प्रयोगशाला भी है। यदि आप सच में फिट और हेल्दी रहना चाहते हैं, तो स्टैटिक चार्ज को समझें, पहचानें और नियमित रूप से निष्कासित करें।

निष्कर्ष

"जिम सुरक्षा और व्यायाम गाइड" का उद्‌देश्य केवल व्यायाम सिखाना नहीं, बल्कि सुरक्षित, वैज्ञानिक और स्थायी फिटनेस जीवनशैली को बढ़ावा देना है।
अक्सर देखा गया है कि लोग बिना जानकारी के, केवल जोश में आकर जिम ज्वाइन कर लेते हैं – परिणामस्वरूप चोट, थकान, या निराशा का सामना करते हैं।

इस पुस्तक के माध्यम से हमने यह समझाने का प्रयास किया है कि:

- सही तकनीक और क्रम से किया गया व्यायाम जीवन भर लाभ देता है।
- जिम केवल बॉडी बनाने का स्थान नहीं, बल्कि शरीर और मन को संयमित करने की एक विधा है।
- सतर्कता, समझदारी और निरंतरता – यही स्वस्थ शरीर की कुंजी है।

हमें विश्वास है कि यह पुस्तक न केवल आपके व्यायाम पथ की दिशा तय करेगी, बल्कि आपको एक जागरूक, अनुशासित और वैज्ञानिक सोच वाला फिटनेस साधक भी बनाएगी।

आपका स्वास्थ्य – आपकी सबसे बड़ी पूँजी है।
इसे सुरक्षित रखें, सशक्त बनाएं और संतुलित रखें।

संदर्भ एवं प्रेरणा

इस पुस्तक की सामग्री लेखक के पिछले चार दशकों के व्यक्तिगत अभ्यास, अनुभव, और शिक्षण पर आधारित है। लेखक ने शारीरिक शिक्षा, योग एवं प्राकृतिक चिकित्सा के क्षेत्र में हजारों युवाओं को प्रशिक्षित किया है। इसके अतिरिक्त, उन्होंने समाज के सभी वर्गों – स्त्री, पुरुष एवं बुज़ुर्गों – पर अपने अभ्यासों और प्रयोगों द्वारा इस ज्ञान को परखा और निखारा है।

पुस्तक में वर्णित कई विषयों को तैयार करते समय लेखक ने समयानुकूल जानकारी, विभिन्न शोध-पत्रों, और आधुनिक संदर्भ-सामग्री से भी मार्गदर्शन लिया है, जिससे विषय की गहराई, संतुलन और वैज्ञानिक दृष्टिकोण सुनिश्चित किया जा सके।

यह पुस्तक किसी भी एकल स्रोत की नकल न होकर, लेखक के दीर्घकालिक अभ्यास, अनुभव और पर्यवेक्षण से अर्जित ज्ञान का समन्वित रूप है।

– जयचंद

संपर्क जानकारी

यदि आप इस पुस्तक के किसी भाग में सुधार का कोई सुझाव देना चाहें,
या इस विषय को और गहराई व दिशा देने हेतु अपनी विचारधारा साझा करना चाहें,
तो कृपया नीचे दिए गए ईमेल पर लेखक से संपर्क करें:

Email: jaichandyadav11@gmail.com

लेखक: जयचंद

पुस्तक का सारांश

"जिम सुरक्षा और व्यायाम गाइड" एक व्यावहारिक पुस्तक है, जो जिम करने वालों को सुरक्षित, वैज्ञानिक और प्रभावशाली ढंग से व्यायाम करने की दिशा में मार्गदर्शन देती है। इसमें बताए गए सिद्धांत, सावधानियाँ और तकनीकें हर आयु वर्ग के लिए उपयोगी हैं – चाहे आप शुरुआत कर रहे हों या अनुभवी हों।

यह पुस्तक बताती है:

✔ जिम में चोटों से कैसे बचें

✔ शरीर के हर भाग के लिए सही तकनीक

✔ वॉर्मअप, कूल डाउन और संतुलन की महत्ता

✔ मानसिक तैयारी और प्रेरणा के सूत्र

✔ हाइड्रेशन, पोषण और रिकवरी के उपाय

यह पुस्तक किसके लिए है?

✔ फिटनेस शुरू करने वाले युवा

✔ जिम जाने वाले व्यस्त पेशेवर

✔ जिम ट्रेनर और कोच

✔ स्वास्थ्य और व्यायाम में रुचि रखने वाले हर व्यक्ति के लिए

लेखक परिचय

जयचंद, चार दशकों से शारीरिक शिक्षा, योग और प्राकृतिक चिकित्सा के क्षेत्र में कार्यरत हैं। उनका अनुभव शैक्षणिक, चिकित्सीय और व्यावहारिक तीनों स्तरों पर रहा है। इस पुस्तक में उन्होंने विज्ञान और अनुभव का अद्भुत समन्वय प्रस्तुत किया है।

इस पुस्तक को पढ़ें और जिम को बनाएँ स्वास्थ्य का मंदिर, न कि चोट का कारण।

लेखक परिचय

जयचंद

- 🎓 शैक्षिक योग्यताएँ:
- - एम.ए. (राजनीति विज्ञान)
- - एम.फिल.
- - एम.ए. (योग)
- - मास्टर ऑफ फिज़िकल एजुकेशन (एम.पी.एड.)
- - डिप्लोमा इन नेचुरोपैथी

जयचंद पिछले 40 वर्षों से शारीरिक शिक्षा, योग और प्राकृतिक चिकित्सा के क्षेत्र में सक्रिय हैं। आपने सरकारी सेवा के दौरान विभिन्न शैक्षिक, स्वास्थ्य एवं फिटनेस संस्थानों में Physical Education तथा Yoga के प्रशिक्षक, शोधकर्ता और मार्गदर्शक के रूप में उल्लेखनीय कार्य किया है।

आपके प्रशिक्षण के दौरान हज़ारों युवाओं ने आपके निर्देशन में शारीरिक दक्षता, स्वास्थ्य जागरूकता और योगिक जीवनशैली को अपनाया है।

आपका दीर्घ अनुभव, विषयगत गहराई और स्वास्थ्य के प्रति समर्पण इस पुस्तक "जिम सुरक्षा और व्यायाम गाइड" के माध्यम से पाठकों के सामने प्रस्तुत है। यह पुस्तक युवाओं, स्वास्थ्य प्रेमियों और आम नागरिकों के लिए एक वैज्ञानिक, व्यावहारिक और सुरक्षित व्यायाम पद्धति की मार्गदर्शिका है।

यह मैनुअल विशेष रूप से जिम में होने वाली सामान्य तकनीकी भूलों से बचने और स्वयं को शारीरिक हानियों से सुरक्षित रखने हेतु उपयोगी सिद्ध होगा। यह एक अनुभवसिद्ध, शोधपरक और प्रेरणादायी प्रयास है।

www.ingramcontent.com/pod-product-compliance
Lightning Source LLC
LaVergne TN
LVHW090854250926
848801LV00035B/31